《药理学》精要与精练

YAOLIXUE JINGYAO YU JINGLIAN

王志旺　著

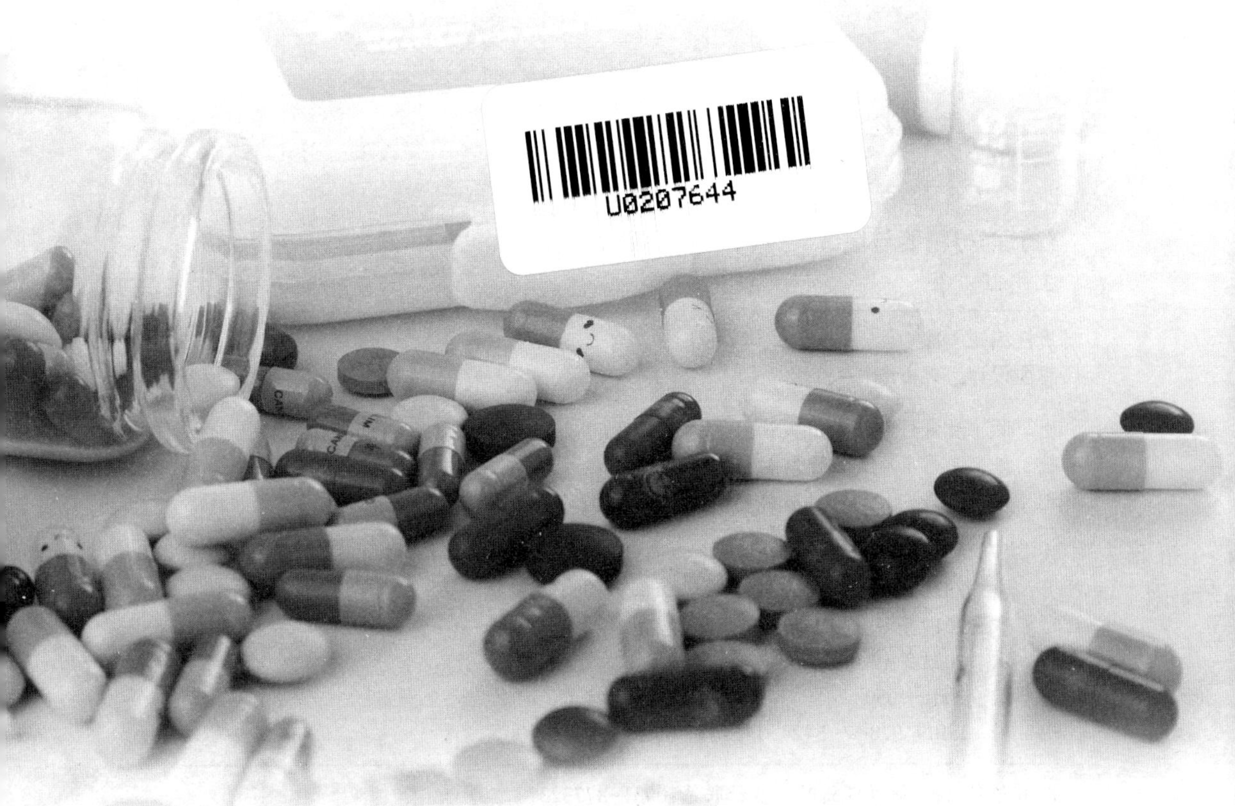

甘肃科学技术出版社

（甘肃·兰州）

图书在版编目(CIP)数据

《药理学》精要与精练 / 王志旺著. -- 兰州 : 甘肃科学技术出版社, 2017.4 (2023.12重印)
ISBN 978-7-5424-1476-2

Ⅰ.①药… Ⅱ.①王… Ⅲ.①药理学 - 资格考试 - 自学参考资料 Ⅳ.①R96

中国版本图书馆CIP数据核字(2017)第063804号

《药理学》精要与精练
王志旺　著

责任编辑　陈　槟
封面设计　魏士杰

出　版　甘肃科学技术出版社
社　址　兰州市城关区曹家巷1号　730030
电　话　0931-2131575（编辑部）　0931-8773237（发行部）

发　行　甘肃科学技术出版社　　印　刷　三河市铭诚印务有限公司
开　本　787毫米×1092毫米　1/16　　印　张　14.75　插　页　1　字　数　320千
版　次　2017年6月第1版
印　次　2023年12月第2次印刷
印　数　2001~3050
书　号　ISBN 978-7-5424-1476-2　　定　价　128.00元

图书若有破损、缺页可随时与本社联系:0931-8773237

前言

Qian Yan

现代社会，执业考试是行业准入的通行证；在医药行业，执业医师与执业药师考试是从事医、药行业的金标准。如何将医药院校的各科学习与执业考试紧密联系，本书就《药理学》的教学作一尝试。《药理学》是执业医师考试的必考科目，也是执业药师考试的核心课程（专业二），《〈药理学〉精要与精练》从执业（医师、药师）考试的大纲出发，在总结药理学核心知识的基础上，参考近年来（主要是近10年）执业考试的相关试题，对考试热点及易混淆知识点以试题的形式重现，将大学《药理学》教学直接与执业考试相衔接，为学生将来参加执业考试铺平道路。同时本书亦可作为报考执业医师与执业药师的参考书目。

笔者于1997年从药理学专业毕业后一直就教《药理学》，5年过后于2003年编著了“药理学评议及练习”，由于才疏学浅而一直存放于抽屉。在之后的10年教学中，参与了执业药师与执业医师考前培训，深知本科教学与执业考试之间存在较大的差距；2013年后就《药理学》部分章节的核心知识点进行整理，3年后萌生了出一本书的念头，2016年经过半年的努力有了初稿。随着反复校稿方知成书之不易，部分内容始终未尽人意，兼之本人学识浅薄，不足之处还望指正。

本书付梓实属意外的必然，借此感谢父母对我的养育之恩，感谢家人与同事们的一贯支持！

目录 Contents

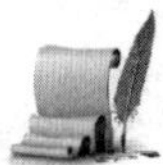

第一篇　药理学概论

第一章　绪　论

一、药理学的概念、内容与任务

1. 药理学相关概念

药物：用于治疗、诊断、预防疾病或具有其他特殊用途的物质。㊟称物质者包括化学药物和民族药物，当然在药理学中主要是指化学药物。

药理学：研究药物与机体相互作用及作用规律的学科。㊟注意是相互作用，作用规律的核心是作用机制，相关知识来源于药物的理化性质、疾病病理生理等。

药效学：即药物对机体的作用及作用规律，包括药物的作用及其作用机制、临床应用与不良反应等。

药动学：即机体对药物的作用及作用规律，具体包括机体对药物的吸收、分布、代谢与排泄，以及血药浓度随时间变化而变化的规律。

2. 药理学的基本内容

药理学的基本内容包括药动学、药效学、影响药物作用的因素以及药物的不良反应等。

3. 药理学的基本任务

阐明药理学基本理论；指导临床合理用药；开发新药或发现老药的新用途。

二、药物与药理学的发展史

药理学是在药物学与机体病理生理的基础上发展起来的。医药学是人类文明的重要组成部分，四大文明古国都有各具特色的民族医药，中华文化源远流长，五千年来在其发展过程中未曾中断，药物的发现与集结蔚为壮观，具有代表性的药学巨著有《神农本草经》、《新修本草》、《本草纲目》等。十九世纪后西方国家药物学（特别是抗菌药）与病理生理学（如受体）异军突起，在实验的基础上药理学逐渐发展起来，在治疗作用的发现与应用的基础上不良反应也日益受到人们的重视。

练 习 题

一、单选题

1. 药理学的基础之一是（　　）。

A. 诊断学　　B. 药剂学　　C. 生理学　　D. 伦理学

2. 世界上最早的药典是（　　）。

A.《佛罗伦萨药典》　　B.《纽伦堡药典》

C.《神农本草经》　　D.《新修本草》

二、名词解释

药理学　　药效学　　药动学　　药物　　毒物

三、问答题

1. 简述药理学的基本内容。

2. 简述药理学的基本任务。

第二章　药效学

药效学即药物效应动力学，研究药物对机体的作用及作用机制、剂量与药物作用及其强度的关系、临床应用、不良反应与禁忌证等。

第一节　药物作用的基本规律

广义的药物作用包括药物作用于机体后引发的一系列生理生化反应（即狭义的药物作用）及其机能、形态的变化（药物的效应）。药物的基本作用包括**调节、补充与杀灭**三个方面。调节作用是通过兴奋或抑制机体原有功能而使其恢复到正常状态，机体的多种生理功能指标（如血压、血糖、心率、胃肠蠕动等）都有一个正常范围，超过了这个

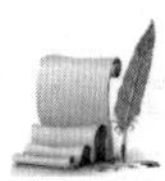

范围就进入病理状态，兴奋药或抑制药通过兴奋或抑制机体原有功能而使其恢复到正常状态（范围）；一般来说，功能指标距离正常范围越远，疾病越严重，发挥调整作用的药物剂量就越大，故该类药物的临床常用量的变化范围比较大。补充作用即补充不足，机体必需的物质缺乏可引起多种疾病，随着生活水平的提高与生活习惯的变化，人类疾病谱也在变化，普通人常出现维生素与微量元素的不足，而激素、胰岛素、铁的不足可引起相应的疾病；当然，过多也会引起疾病，如摄入的氯化钠、糖、脂肪过多可引起高血压、糖尿病、肥胖及冠心病等。杀灭作用是指杀灭或抑制病原体或肿瘤细胞，用于治疗感染或肿瘤，属于对因治疗。

一、选择性

在治疗量时多数药物只对少数器官或组织有明显的作用，对其他器官或组织没有作用或作用较小，这种现象叫药物的**选择性**。选择性高的药物作用面窄，而选择性低的药物作用面广，临床应用时副作用较多。如阿托品的选择性低，有平滑肌解痉、抑制腺体分泌等作用，临床用于治疗胃肠绞痛时可引起口干、皮肤干燥等副作用，而临床用于全身麻醉前给药时可延迟术后胃肠蠕动功能的回复。剂量与选择性有密切的关系，特别是作用于中枢神经系统的药物，如巴比妥类镇静催眠药随剂量的加大可出现抗焦虑、镇静、催眠、抗惊厥、抗癫痫、麻醉等作用，咖啡因随剂量的加大可出现兴奋大脑皮层、延髓（呼吸中枢与血管运动中枢）、脊髓等作用。

药物产生选择性的原因主要来源于药物化学结构与机体组织结构的差异性，化学结构不同的药物在体内分布不同、化学结构不同的药物作用于不同的受体，不同的器官组织的结构不同、受体的分布及其密度不同，作用于受体的药物效应也就出现差异性。特别是处于病理状态下的机体对药物的敏感性会出现明显的差异性，因而对药物的反应性亦出现显著的差异，如阿托品对痉挛的胃肠道平滑肌解痉作用强，而对麻痹状态的平滑肌就没有作用；又如吗啡对剧烈的疼痛有明显的镇痛作用，但对没有疼痛的机体就没有镇痛作用。

二、二重性

药物的**二重性**是指药物在产生治疗作用的同时也会产生不良反应。两重性的观点是唯物辩证法的基本观点，客观的来说，任何药物在产生治疗作用的同时也会产生这样或那样的不良反应，药物的不良反应有轻重之异，没有有无之别。

药物的不良反应是客观存在的，临床应用过程中应尽量避免或减轻药物的不良反应，应根据疾病的病理特点与病人的具体情况，特别是特定病人是否患有其他疾病并使用相应的药物来治疗，其他疾病是否可引起病人对药物的不良反应更加敏感，我们使用的药物与治疗其他疾病药物的不良反应之间是否有叠加而增强，这是我们应该考虑和尽量避免的。

1. 治疗作用

治疗作用是指凡符合用药目的或能达到防治效果的作用。我们用药的目的是希望药物产生治疗作用，并由此而将治疗作用分为对因治疗和对症治疗。同时，根据作用产生的先后顺序可将治疗作用分为原发作用与继发作用，原发作用是药物对机体的直接作用，由于机体是一个整体，药物的原发作用常可引起机体的进一步反应即继发作用。如强心苷可增加心肌收缩力属于直接作用，强心苷增加心肌收缩力使衰竭心脏的心输出量增加、肾血流量增加而使尿量增加等作用就属于继发作用。在一般情况下，与直接作用相比，继发作用的作用强度要弱一些，这在分析药物的最终作用效果时应注意。

2. 不良反应

凡不符合用药目的，并给患者带来不适甚至痛苦的反应统称为**不良反应**。药物的不良反应是药物与机体综合作用过程中产生的对病人不利的反应，大多数不良反应比较轻，在病人可忍受的范围内并随停药而消失，但有些不良反应不能随停药而消失，甚至引起药源性疾病。由于用药频率的增加与配伍用药的增多，药源性疾病的发病率也日益增加。临床常见的不良反应如下。

副作用：指药物在治疗剂量下和治疗作用同时发生的与治疗作用无关的药物固有的作用。副作用的特点是在治疗剂量时产生，一般与治疗作用同时发生，是药物固有的作用，可预测，必要时可进行防治。产生副作用的原因是药物的选择性低，作用较多，当其中的一个或几个作用作为治疗作用时，其余的作用一般就成为副作用。

毒性反应：指用药剂量过大或用药时间过长而引起的机体损害性反应，前者称为急性中毒，后者称为慢性中毒。

变态反应：指用少数人对某些药物产生的病理性免疫反应。可引起变态反应的药物具有抗原性，如β-内酰胺类抗生素、氨基糖苷类抗生素、磺胺类抗菌药、普鲁卡因、血液与蛋白制剂等。变态反应一般与剂量无关且症状较重，故在临床使用时应注意防范。

后遗效应：是指停药后血药浓度降到最小有效浓度以下时体内残存药物的药理作用。如服用巴比妥类镇静催眠药后，次晨出现乏力、困倦等“宿醉”现象。

继发作用：是指药物的治疗作用所引起的不良反应。如使用广谱抗菌药打破了肠道正常菌群的平衡而引起的二重感染，采用青霉素治疗螺旋体引起的梅毒等疾病时出现的赫氏反应等，继发反应充分体现了药物作用的两重性特点。

“三致作用”：三致作用包括致突变、致癌、致畸作用，属于药物的特殊毒性反应。

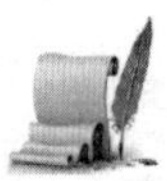

遗传物质的突变是生物界适应环境的主要途径之一，当然在较高等生物中发生的突变就有可能引发癌症或畸胎。目前认为在怀孕后的前3个月（特别是怀孕后第30天到第50天）胚胎最容易受到药物的影响，而临床上常见的具有致畸作用的药物有抗癌药、抗生素、性激素、维生素等。

特异质反应：是指少数患者由于遗传异常而对某些药物特别敏感，并使其药理作用的性质发生变化。如葡萄糖–6–磷酸脱氢酶缺乏症的患者服用伯氨喹时可发生严重的溶血性贫血。

依赖性：是指连续用药后，患者对某些药物产生一种不可停药的渴求现象，分为心理依赖性与生理依赖性。心理依赖性（或习惯性）是指使用某些药物后可产生快乐满足的感觉，并在精神上形成不间断用药的欲望，但可自制。生理依赖性（成瘾性）是指反复使用某些药物后造成的一种身体适应状态，一旦中断用药可出现疼痛、失眠等戒断症状，患者亦不可自制。常见的依赖性药物有麻醉药品、精神药品以及烟酒等。

停药反应：是指长期使用某些药物后突然停药引起原有疾病加剧。如长期使用β–受体阻滞药、糖皮质激素后突然停药可引起原病复发或加重。

首剂现象：有些病人首次使用某些药物后出现的机体不可耐受的反应。如首次使用哌唑嗪可使血压明显下降，甚至出现体位性低血压。

三、差异性

差异性即个体差异，在基本情况相同时，大多数人对同一药物的反应性是相近的，但有少数人的反应强度甚至反应性质会出现显著性的差异。产生差异性的原因虽然广泛而复杂，但主要来源于药动学与机体组织的差异性，相同剂量的药物在不同个体中的血药浓度不同，不同个体内酶的活性不同，少数人的上述差异超出了正常范围，导致药物的反应出现量甚至质的变化。

高敏性：是指少数人对药物特别敏感，少量药物即可产生常用量时的作用。

低敏性：是指少数人对药物特别不敏感，加大剂量才能产生常用量时的作用。

特异质反应：（见上）。

四、量—效关系

量—效关系是指在一定范围内，药物的效应随剂量的增加而增强的现象。

1. 剂量

剂量一般是指成人一日用药量。剂量是决定血药浓度并进一步决定药物效应的最主要因素之一，常见的几个相关名词如下：

最小有效量（阈剂量）：是指能产生药物效应的最小剂量。

最大有效量（极量）：指可产生最大效应但不出现中毒反应的剂量。

最小中毒量：是指能引起中毒的最小剂量。

治疗量（常用量）：是指在最小有效量与最大有效量之间的剂量。

2. 药物的效应（反应）

药物的效应按性质可分为量反应（效应的强弱可用数量来表示）与质反应（效应的强弱用阳性或阴性反应率来表示）。

3. 量反应量—效曲线的特点

量反应量—效曲线的特点有：（1）呈S形；（2）剂量小于最小有效量时无效；（3）剂量在最小有效量与最大有效量之间时，效应随剂量的增大而增加；（4）剂量超过最大有效量后效应不再增加。

4. 相关名词：

效能：指药物的最大效应。

效价强度：药物产生一定效应所需的剂量，又称效价或强度。

半数有效量（ED_{50}）：是指能引起一半动物出现阳性反应的剂量。

半数致死量（LD_{50}）：是指能引起一半动物死亡的剂量。

治疗指数：是半数致死量与半数有效量的比值（LD_{50}/ED_{50}）。治疗指数越大，表示半数有效量与半数致死量之间的距离越大，用药越安全。化疗药的治疗指数叫**化疗指数**。

五、时—效关系

时—效关系是指给药后药物效应随时间变化而变化的规律，具体见药动学项下。

六、构—效关系

构效关系是指药物的化学结构与药理活性（包括药物的治疗作用与不良反应）之间的关系。受体及受体理论是药理学阐述药物作用规律的平台，而绝大多数受体是具有立体结构的蛋白质，因此，药物的结构、特别是立体结构是决定其药理活性的最关键因素之一。一般来说，化学结构相似的药物可作用于相同的受体而产生相同或相近的药理作用，因此，以药物基本结构为基础，对其取代基或侧链进行化学改造或修饰，从而调整其理化性质，改善药动学，影响药理活性（包括毒性），并开发出来了一系列的药物群，这也是传统新药研发的思路。

但另一方面，基本结构相同的药物，由于立体结构的不同而影响了其与相同受体的结合能力，最终会影响到药理活性的量甚至质，如几何结构的不同使反式乙烯雌酚才能表现出雌二醇的药理活性，而手性药物的拆分是近年来新药研发的热点。具有手性碳原子的药物称为手性药物，手性药物的对映异构体理化性质基本形似，但其生物活性有时

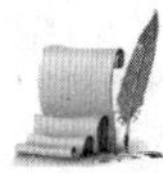

存在很大的差别，如莨菪碱的左旋体生物活性比右旋体高，临床上使用更安全的外消旋体，即阿托品；右旋丙氧酚有镇痛作用，而左旋丙氧酚则有镇咳作用；左旋依托唑啉有利尿作用，而右旋依托唑啉有抗利尿作用。

第二节　药物的作用机制

一、药物作用的途径

1. 受体途径

药物的作用机制即药物的作用原理，目前药理学中讲述药物作用原理的主要平台是受体，大多数药物通过作用于受体而影响细胞、组织及系统的功能。因此，学习药理学的关键就是掌握受体的功能及药物作用于受体后产生的效应。

2. 非受体途径

药物不通过受体而产生作用的情况大致如下。理化性质：通过简单的物理化学性质而发挥药理作用，如抗酸药中和胃酸，脱水药改变渗透压，四乙酸钠钙络合铅等。补充营养：如补充葡萄糖、铁盐、胰岛素、维生素及多种微量元素等而防治相应物质缺乏引起的疾病。

二、受体的概念

1. **受体**：是指细胞膜或细胞内的与相应配体结合而产生特定相应的大分子物质。

2. 受点：是指受体上能识别并结合立体特异性配体的部位。

3. **配体**：是指能与立体特异性受体结合而产生一系列生理生化效应的物质，包括体内活性物质及结构特异的药物。

三、受体与配体结合的特点

1. 特异性：只有具有特异结构的配体才能与具有特异结构的受体结合，配体任何化学结构的改变都会显著提高或降低它与受体结合的能力（即亲和力），引起治疗效应和毒性作用的改变。

2. **亲和力**：是指配体与受体结合的能力，亲和力决定了配体对受体有高度的敏感性。作用性质相同的系列配体（药物），亲和力强的配体效价强度大。

3. 饱和性：受体数量有限，当受体与配体全部结合后，再增加配体，药效不再增加。

4. 可逆性：除了个别配体与受体的结合是不可逆的（如有机磷酸酯类农药与胆碱酯

酶的结合），大部分配体与相应的受体处于结合与分离的动态平衡之中。

5. 复杂性：受体分布的密度与组织器官有密切的关系，分布密度高的组织器官对配体更敏感而产生相应的效应。分布在同一组织器官上的受体数量可因配体密度的变化而变化，如连续使用激动剂（配体）可使受体数量减少（受体下调），连续使用拮抗剂（配体）可使受体数量增加（受体上调）。

四、受体药物分类

药物能不能与受体结合是作用于受体的药物产生药效的前提条件；药物激动受体的能力**（内在活性）**，即药物与受体结合后能不能激动受体是决定药效性质的关键，药物能激动受体即产生受体激动时的效应，不能激动受体时一般会产生与受体兴奋相反的效应。根据药物的内在活性可把药物分为激动药、拮抗药等。

1. **激动药**：既有亲和力又有内在活性的药物叫激动药。

2. **拮抗药**：有亲和力但无内在活性的药物叫拮抗药，根据作用性质把拮抗药分为竞争性拮抗药和非竞争性拮抗药。竞争性拮抗药与激动剂竞争受体的相同受点而拮抗激动剂的作用，其特点是（1）量—效曲线右移，（2）斜率与最大效应不变。非竞争性拮抗药与激动剂竞争受体的不同受点而拮抗激动剂的作用，其特点是（1）量—效曲线下移，（2）斜率与最大效应降低。

五、受体的调节

机体组织器官上的受体不是固定不变的，其数量、构象、亲和力及效应力受到生理、病理及药物等因素的影响。受体调节的具体方式有受体脱敏与受体增敏。**受体脱敏**是指受体的数量减少、对激动剂的亲和力下降而使其效应力下降的现象。**受体增敏**是指受体的数量增加、对激动剂的亲和力增强而使其效应力上升的现象。受体调节是维持机体内环境稳态的重要因素，但是在长期使用激动药或拮抗药导致受体脱敏或受体增敏时，突然停药可出现“反跳”现象。

六、受体参与的跨膜信息传递与细胞内信号传导途径

1. 第一信使：是指细胞外的信号物质。细胞外的大多数信号物质作用于细胞膜的特异性受体，引起细胞膜对离子通透性或酶活性的变化，从而调节细胞功能。常见的受体有离子通道受体、G-蛋白耦联受体、络氨酸激酶受体、细胞因子受体、酶类受体、细胞内受体（配体主要是亲脂性的活性物质）等。

2. 第二信使：是指第一信使作用于受体后刺激胞浆内产生的信号物质。第二信使包括环磷腺苷、环磷鸟苷、三磷酸肌醇、二酰甘油、钙离子、一氧化氮等。

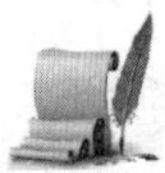

3. 第三信使：是指细胞核内外信息传递的物质。

练习题

一、单选题

1. 人体在长期接触药物过程中，对药物的敏感性降低谓之（　　）。

A. 耐受性　B. 耐药性　C. 抗药性　D. 成瘾性

2. 受体拮抗剂的特点是（　　）。

A. 具有亲和力，有内在活性　B. 具有部分亲和力，有内在活性

C. 具有亲和力，无内在活性　D. 具有部分亲和力，无内在活性

3. 安慰剂的特点是（　　）。

A. 不具药理活性　B. 仅供新药研究使用

C. 专供口服使用　D. 不影响其他药物的作用

4. 具有肯定药理效应的药物是（　　）。

A. 临床有效的药物　B. 不一定具有临床疗效的药物

C. 临床无效的药物　D. 使用过的药物

5. 药物不良反应不包括（　　）。

A. 副作用　B. 首过效应　C. 过敏反应　D. 中毒反应

二、多选题

1. 药物产生选择性的原因有（　　）。

A. 药物分布的差异性　B. 个体差异

C. 细胞结构的差异性　D. 组织生化代谢的差异性

2. 关于副作用下列叙述中正确的有（　　）。

A. 治疗剂量下出现　B. 与治疗目的无关

C. 药物固有的作用　D. 治疗作用的延伸

3. 长期用药可出现（　　）。

A. 耐受性　B. 耐药性　C. 依赖性　D. 成瘾性

4. 受体与配体结合的特点是（　　）。

A. 特异性　B. 饱活性　C. 可逆性　D. 竞争性

5. 受体部分激动剂的特点有（　　）。

A. 与受体的亲和力强　B. 小剂量具有激动受体的效应

C. 有部分内在活性　D. 大剂量具有拮抗受体的效应

6. 药物安全性的指标有（　　）。

A. 治疗指数（LD_{50}/ED_{50}） B. 安全范围（ED_{95}到LD_5之间的距离）
C. 治疗指数（ED_{50}/LD_{50}） D. 安全指数（LD_1/ED_{99}）

7. 易产生依赖性的药物是（　　）。
A. 麻醉药品 B. 精神药品 C. 烟草、酒精 D. 青霉素

8. 在下述用药中，易出现中毒反应的有（　　）。
A. 剂量过大 B. 用药频率太高 C. 疗程过长 D. 机体过于敏感

三、名词解释

药物作用的选择性　药物作用的两重性　剂量　治疗量　最小有效量　最小中毒量　强度　效应　半数有效量　半数致死量　治疗指数　治疗作用　受体脱敏　受体增敏　不良反应　副作用　毒性反应　变态反应　后遗效应　耐药性（抗药性）　耐受性　依赖性　受体　激动药　拮抗药　竞争性拮抗药　部分激动剂

四、问答题

1. 简述药物量-效关系曲线的特征及其基本规律。
2. 什么叫受体？简述受体与配体结合的特点。
3. 简述竞争性拮抗药与非竞争性拮抗药的量—效曲线有何不同。

第三章　药动学

药动学即药物代谢动力学，是研究药物在体内的变化及变化规律的一门学科。药动学是研究机体对药物的作用及作用机制，包括机体对药物的吸收、分布、代谢和排泄，其中把吸收、分布和排泄又叫转运，而把代谢又叫转化；把代谢和排泄叫消除。此外，将数学概念引入药动学而产生了一系列药动学参数，反映药物在体内随时间变化而变化的动态过程，用于指导临床制定给药方案。

第一节　药物的跨膜转运

生物膜的出现是生物进化的里程碑，标志着生物对进出生物体的物质产生了选择性。药物在体内的吸收、分布、排泄过程，即机体对药物的转运过程实质上是药物反复

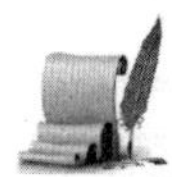

跨过生物膜的过程，因此药物的跨膜转运对药物的转运甚至转化有明显的影响。药物的跨膜转运方式大致可分为被动转运与主动转运。

一、被动转运

1. **被动转运**：是指不消耗能量，药物从细胞膜高浓度侧向低浓度侧的转运方式。

2. 被动转运的特点：（1）从高浓度侧向低浓度侧的转运；（2）不消耗能量。

3. 影响简单扩散的因素：常见的被动转运是简单扩散，即脂溶扩散。绝大多数药物的转运都是通过简单扩散进行的。影响简单扩散的因素有：（1）细胞膜两侧的浓度差：浓度差越大，药物的扩散速度越快；（2）药物的脂溶性："磷脂双分子层中间镶嵌了蛋白质"是生物膜的经典结构，磷脂是含有磷酸的脂类，具有较强的脂溶性，根据"相似相溶"法则，只有极性较小、脂溶性较高的药物才能更容易跨过生物膜，因此药物的脂溶性是决定药物跨膜转运的关键因素，而环境的pH值是影响药物的解离度并进一步影响药物脂溶性的最常见因素。

4. **环境pH值对药物跨膜转运的影响**。

"相似相溶"的含义是物质的极性越相似溶解度越大，极性相差越大溶解度越小。如上所述，生物膜具有较高的脂溶性，只有脂溶性较高的药物才能接近、溶于生物膜并穿过生物膜。

目前临床上使用的绝大多数药物都是弱电解质，约有50%的属于弱酸性药物，有80%属于弱碱性药物，其中部分药物显酸碱两性。药物中常见的弱酸性结构是羧基和酚羟基，它们能解离出氢离子而显弱酸性；常见的弱碱性原子是氮原子，氮原子可结合氢离子而显弱碱性。在水溶液中仅部分解离的电解质叫弱电解质。弱酸和弱碱性药物属于弱电解质，在水溶液中只能部分解离，此时，该弱酸或弱碱性物质就以分子态和离子态的形式共同存在于溶液中：分子态不带电荷，极性较小，脂溶性偏大，易跨过生物膜；离子态带有电荷，极性增加，脂溶性降低，不易跨过生物膜。由此可见弱酸或弱碱性药物在水溶液中的存在状态（分子态与离子态）就决定了它们的跨膜转运能力，至于弱酸或弱碱性药物在水溶液中是分子态的比离子态的多还是离子态的比分子态的多，这主要取决于水溶液的pH值（注：pH值是对溶液酸碱性的一种描述方式，一般在1~14之间，其中pH值=7为中性，pH值由7到1是酸性逐渐增强，pH值由7到14是碱性逐渐增强。）。

弱酸性药物在水溶液中存在这种解离，$HX \leftrightarrows H^{+}+X^{-}$，当达到平衡状态后水溶液中既有分子态的药物（HX），又有离子态的药物（X^{-}），而分子态药物与离子态药物之间的转换就取决于水溶液中氢离子（H^{+}）的浓度。由于氢离子的浓度可以表示溶液的酸碱度，用pH值来表示水溶液环境的酸碱度的情况下，当水溶液环境pH值减小即氢离子浓度增加时，反应向左进行，在该水溶液中分子状态药物增加，而分子状态药物脂溶性大，易跨过生物膜；当pH值增大即氢离子浓度降低时，反应向右进行，在该水溶液中离子态药物增加，而离子态药物极性大，脂溶性小，不易跨过生物膜。例如巴比妥类镇静催眠药属于弱酸性药物，口服后主要在小肠上端酸性环境中吸收，分布平衡后细胞外（pH值大）的浓度比细胞内高，碱性尿液中（离子态增多）易排出。上述原理可总结为“**酸性药物在酸性增强（pH值减小）时分子态增加，易跨过生物膜，在碱性增强（pH值增加）时离子态增加，不易跨过生物膜**”。

弱碱性药物在水溶液中存在这种解离，$YOH \leftrightarrows Y^+ + OH^-$，分子态（YOH）与离子态（$Y^+$）药物之间的转换就取决于水溶液中氢氧根离子（$OH^-$）的浓度。当水溶液环境中氢氧根离子浓度增加（pH值增大）时，反应向左进行，在该水溶液中的分子态药物增加而易于跨过生物膜；当水溶液环境中氢氧根离子浓度减少（pH值减小）时，反应向右进行，在该水溶液中的离子态药物增加而不易于跨过生物膜。例如吗啡属于弱碱性药物，在体内分布平衡后细胞内（pH值小）的浓度比细胞外高，少量可经乳腺（显酸性）排泄，酸性尿液中（离子态增多）易排出。上述原理可总结为“**碱性药物在碱性增强（pH值增加）时分子态增加，易跨过生物膜，在酸性增强（pH值减小）时离子态增加，不易跨过生物膜**”。

以上论述可进一步简化为：**酸性药物在酸性环境中易跨过生物膜，碱性药物在碱性环境中易跨过生物膜，反之亦然。**

二、主动转运

1. **主动转运**：是指在载体的协助与耗能条件下，药物从细胞膜低浓度侧向高浓度侧的转运方式。

2. 主动转运的特点：（1）从低浓度侧向高浓度侧的转运；（2）消耗能量；（3）需要载体；（4）有饱和现象与竞争性抑制。

第二节　吸　收

一、吸收的定义

药物由给药部位进入血液循环的过程叫吸收。血管外给药均存在吸收过程，而静脉滴注时药物直接进入血液，没有吸收过程。给药途径是影响药物吸收速度与程度的主要因素，常见给药途径药物吸收快慢大致是：吸入＞舌下＞肌内注射＞皮下注射＞口服＞直肠＞皮肤。

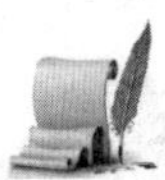

二、黏膜给药

1. 口服给药：口服给药是临床上最常见的给药方法，药物一般主要在小肠吸收。影响口服给药吸收的因素有：（1）药物因素，包括药物的理化性质、剂型、稳定性；（2）机体因素，包括胃肠道内容物的量与质（如pH值、金属离子）、胃排空与肠蠕动；（3）**首关效应**，胃肠道吸收的药物在进入体循环之前首次被肝肠代谢的现象叫首关效应。应该说可被肝肠代谢的药物在消化道给药过程中都有首关效应（如硝酸甘油的首关效应可达90%以上），首关效应也是药物出现个体差异的原因之一（如普萘洛尔）。

2. 舌下给药：舌下静脉吸收的药物不经过肝脏而直接进入体循环，可避免首关效应。

3. 直肠给药：直肠给药可有效防止药物对胃肠道的刺激性，部分药物可避开肝脏的首关效应。

4. 吸入给药：易气化的药物及药物细粉可采用吸入的方式给药，吸入给药吸收速度快，起效速度几乎与静脉注射相当，没有首关效应。

二、注射给药

肌肉注射与皮下注射是常用的注射给药途径，与口服给药相比，注射给药的特点有：

1. 适用于胃肠道破坏或不吸收的药物；

2. 适用于首关效应明显的药物；

3. 一般药物起效更快。

三、皮肤给药

皮肤给药更多的是发挥局部作用，只有部分药物可产生全身作用。

第三节　分　布

一、分布的定义

药物由血液循环到达组织器官的过程叫**分布**。

二、影响药物分布的因素

1. 药物的理化性质：包括药物分子大小、脂溶性等，一般来说分子量较小、脂溶性较高的药物分布快。

2. **血浆蛋白结合率**：吸收进入血液的药物不同程度地与血浆蛋白结合，血浆中结合型药物浓度与血药浓度的比值就是血浆蛋白结合率。结合型的药物不分布、不代谢、不排泄、亦无药理活性，犹如库房一样暂时储存药物，当游离型的药物分布而发挥作用、消除而浓度降低时，结合型的药物从蛋白上解离而发挥作用。药物与血浆蛋白结合的意义在于：（1）从药动学来说，血浆蛋白结合率高的药物消除慢，半衰期长；（2）从药效学来说，在吸收分布相药物与血浆蛋白结合可使游离型药物的浓度峰值降低，从而避免中毒反应；在代谢排泄相药物从蛋白上解离而维持游离型药物的血药浓度，延长药效；（3）药物间竞争血浆蛋白或血浆蛋白减少、变性时游离型药物的浓度升高，药物的疗效增强甚至出现中毒反应。总之，药物与血浆蛋白结合对游离型药物血药浓度起到削峰填谷、维持疗效、避免中毒反应等方面有积极的意义。

3. 体液pH值：在生理状态下，机体主要部位的pH值从小到大是细胞内液、组织间液、静脉血液、动脉血液，弱碱性药物在体内分布平衡后浓度从高到低同上，弱酸性药物在体内分布平衡后浓度从低到高同上。

4. 体内屏障：体内屏障是指由于组织器官特殊的结构而阻碍药物的分布。狭义的体内屏障主要是指血脑屏障、胎盘屏障，广义的体内屏障还包括生理状态下的血眼屏障以及胸腔、腹腔、关节腔屏障，病理状态下的结核空洞屏障以及痈、疽、疔、疮屏障等。体内屏障在一定程度上干扰了药物的分布，使屏障中的药物浓度偏低，疗效减弱甚至消失。（1）**血脑屏障**是指脑部血液与脑细胞外液及脑脊液间的屏障。只有小分子且脂溶性较高的药物才能穿过血脑屏障，但应注意，婴幼儿血脑屏障尚未发育完善，有些药物如阿托品、糖皮质激素等易进入脑部而产生兴奋中枢的不良反应；脑部发炎时通透性增加，磺胺嘧啶等药物可进入脑部而发挥治疗作用。（2）胎盘屏障虽名为屏障，其实通透性与普通毛细血管没有明显差别，一般药物均可通过胎盘屏障而进入胎儿体内，因此妊娠期间应充分评估使用药物的危险性。（3）结核空洞屏障使抗结核药难以到达空洞内部，进而影响了抗结核药的疗效，临床上通过长期用药来获得疗效。

第四节　代　谢

一、代谢的定义

吸收的药物在体内发生的化学反应叫**代谢**。

二、代谢酶与代谢时相

代谢药物的器官主要是肝脏，肝脏微粒体混合功能酶即肝药酶能催化体内多种物质的化学反应。胃肠黏膜、肺、肾、肾上腺及皮肤等组织也有一定的代谢功能。代谢一般分为两个时相：第Ⅰ相反应是通过氧化、还原、水解等反应使药物分子中出现极性基团

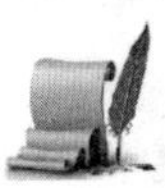

而增加极性，第Ⅱ相反应是药物极性基团与体内极性化合物结合而生成极性大、水溶性高的结合物并经尿排出体外。

三、代谢的意义

从药动学来说，药物经代谢后极性大大增加，从而有利于（加速）药物的排泄，在连续用药过程中，可避免由于药物排泄慢而在体内蓄积中毒。从药效学来说，药物经代谢后药理活性或毒性会发生变化：（1）大多数药物代谢后灭活，药理作用消失；（2）部分药物的代谢物仍有药理活性，如地西泮的代谢物之一艾司唑仑也有镇静催眠作用，非那西丁在体内的代谢物有肝肾毒性和致癌活性；（3）部分药物没有活性，在体内经代谢后才出现药理活性，称为活化，此药物称为前药，如阿司匹林、可的松、环磷酰胺等药物在体内转化为水杨酸、氢化可的松、磷酰胺氮芥后才有药理活性。在现有药物的基础上，设计、合成前药是目前新药开发的方向之一。

四、影响代谢的因素

1. 药物的理化性质：药物的理化性质是决定药物代谢的关键因素，如果药物的极性较大、水溶性较高，可直接经肾脏排泄，无需肝脏代谢，如毒毛花苷K、青霉素等；如果药物的脂溶性较大则必须经肝脏代谢，增加水溶性后才能从肾脏排泄，如硝酸甘油、糖皮质激素、氯霉素、异烟肼等；当然大部分药物在体内经不同程度地代谢，最后以代谢物与原形从肾脏排泄，由于代谢物的极性普遍增加而易于排泄，因此代谢较快的药物排泄也较快。

2. 肝功能：肝脏中肝药酶是代谢药物的主要酶系，肝功能可直接影响肝药酶的活性并进一步影响药物的代谢，特别是必须经肝脏代谢才能排泄的药物。由于肝功能降低导致代谢速度减慢，进而使药物的排泄速度减慢，长期用药可出现蓄积中毒反应。

3. 肝药酶诱导剂与抑制剂：凡是能够增强肝药酶活性的药物称为**肝药酶诱导剂**，如苯巴比妥、苯妥英钠、利福平、卡马西平、灰黄霉素等；凡是能够降低肝药酶活性的药物称为**肝药酶抑制剂**，如氯霉素、酮康唑、异烟肼、西咪替丁等。肝药酶诱导剂或抑制剂可促进或抑制自身与其他药物的代谢（包括灭活或活化），使药物的效应减弱或增强。

第五节　排　泄

一、排泄的定义

排泄是指吸收进入体内的药物以原形或代谢物的形式排出体外的过程。药物主要通过肾脏来排泄，此外肺、胆汁、乳腺等亦能排泄药物。

二、影响药物排泄的因素

1. 药物的理化性质：极性较大的药物可直接经肾脏排泄，脂溶性较大的药物很难以原形经肾脏排泄，气体及挥发性药物可由肺随呼气排出。

2. 肾功能：大多数药物及其代谢物可经肾脏排泄，肾功能及肾血流量对药物的排泄起重要作用。有些弱酸性或弱碱性药物可经肾小管酸性或碱性转运系统主动分泌排泄，分泌机制相同的两种药物合用时可发生竞争性抑制，如丙磺舒与青霉素合用时，前者可抑制后者的排泄，延长后者的半衰期，提高疗效。

3. 肝肠循环：有些药物经肝从胆汁排入小肠，被小肠重新吸收进入体循环的现象叫**肝肠循环**。洋地黄毒苷、地西泮等药物有明显的肝肠循环，药理作用亦明显延长。

4. 尿液的pH值：肾小管液中的离子态药物极性大，重吸收少而易于排出。尿液pH值对弱酸性或弱碱性药物的排泄有明显的影响，碱化尿液可加速巴比妥类、水杨酸等弱酸性药物的排泄，酸化尿液可加速吗啡等弱碱性药物的排泄。因此，通过调节血液、尿液的pH值可加速药物的排泄。

第六节　药物代谢动力学的基本概念

吸收进入体内的药量或体内药物的浓度直接决定药物的疗效，由于药物在组织脏器中分布一般不均匀，而吸收的药物首先到达血液，因此，血液中药物的浓度即**血药浓度**既能比剂量更准确地来衡量药物的疗效，又能避免体内药物分布不均衡而难以量化的现实。采用数学模型围绕血药浓度而建立了一系列的公式，用以预测用药后血药浓度随时间变化而变化的规律，借此控制药物的疗效，避免药物的不良反应。在此仅对药动学基本概念进行解释。

1. **生物利用度**：是指血管外给药时，机体对药物吸收利用的速度与程度。一般用血药浓度-时间曲线下面积（AUC）来反映机体对药物的利用（吸收）程度。生物利用度是衡量药物制剂的重要指标。

2. 药物的消除类型：（1）一级动力学消除——药物的消除与血药浓度成正比，又称恒比消除，是大多数药物消除的类型；（2）零级动力学消除——单位时间内药物的消除是一个恒定的数量，又称恒量消除。一般来说，当血药浓度比较低时，由于催化酶尚未饱和，故药物的消除与血药浓度成正比；当血药浓度比较高时，催化酶已经饱和而满负荷工作，此时药物的消除速度达到最大值，进入衡量消除模式。

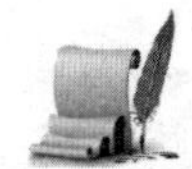

3. 半衰期（$t_{1/2}$）：血药浓度降低一半所需时间称为**半衰期**。把上述定义又称血浆半衰期，而把药物的疗效降低一半称为效应半衰期，由于效应半衰期很难量化而较少使用。但应注意，一般血浆半衰期较短而效应半衰期较长，如氨基糖苷类抗生素的抗菌效应半衰期远长于血浆半衰期，把这种现象称为抗生素后效应。

4. 连续用药过程中血药浓度的变化规律：一次用药后经4~6个半衰期体内药量消除达94%~98%，按半衰期用药经4~6个半衰期体内药量可达稳态水平的93%~98%，而把这个稳态血药浓度称为**坪值**。

5. 表观分布容积：是指药物在体内达到动态平衡时，用药量与血药浓度的比值。膜通透性和药物与组织的亲和力可影响药物的分布，进而影响药物的表观分布容积。表观分布容积可在一定程度上反映药物分布的范围，如果表观分布容积接近于血浆，则表明药物主要分布在血浆中；如果表观分布容积接近于细胞外液，则表明药物主要分布在细胞外液中；如果表观分布容积很大（如超过100L），则表明药物主要分布于某些组织器官之中，导致血药浓度明显下降。

练 习 题

一、单选题

1. 生物膜两侧酸碱度不同时，弱碱性药物趋向于（　　）。

A. 碱性一侧，不易向对侧移动　　B. 碱性一侧，易向对侧移动

C. 酸性一侧，不易向对侧移动　　D. 酸性一侧，易向对侧移动

2. 与抗酸药同服时，弱酸性药物在胃中（　　）。

A. 解离度大，吸收少　　B. 解离度小，吸收少

C. 解离度大，吸收多　　D. 解离度小，吸收多

3. 一般情况下，弱酸性药物在机体细胞内外分布平衡时，（　　）。

A. 细胞内浓度低　　B. 细胞内、外浓度相等

C. 细胞外浓度低　　D. 血液中浓度低

4. 大多数药物通过生物膜的方式是（　　）。

A. 主动转运　　B. 膜孔扩散　　C. 简单扩散　　D. 易化扩散

5. 某药的消除符合一级动力学，$t_{1/2}$为5小时，按$t_{1/2}$给药，血药浓度达到坪值最短需（　　）。

A. 约半天　　B. 约一天　　C. 约两天半　　D. 约三天

6. 一催眠药半衰期为2.5小时，口服生物利用度为80%，当人体内药量小于50mg时即苏醒。现给一失眠患者服用这种催眠药0.5g，该患者能睡（　　）小时。

A. 6.5　　B. 7　　C. 7.5　　D. 8

7. 决定用药频率的主要因素是药物的（　　）。

A. 给药途径　B. 半衰期　C. 起效快慢　D. 作用强弱

8. 药物产生副作用的剂量是（　　）。

A. 无效量　B. 常用量　C. 极量　D. 最小中毒量

9. 在药物代谢过程中，对药物的脂溶性影响最大的是（　　）。

A. 氧化　B. 还原　C. 水解　D. 结合

10. 舌下给药的最大优点是（　　）。

A. 吸收快　B. 可避免首过效应

C. 给药方便　D. 可避免肠肝循环

11. 易化扩散的特点是（　　）。

A. 通过载体转运，不需要耗能　B. 不通过载体转运，不需要耗能

C. 通过载体转运，需要耗能　D. 不通过载体转运，需要耗能

12. 药物起效快慢和维持时候长短主要取决于（　　）。

A. 吸收过程，消除过程　B. 吸收过程，代谢过程

C. 给药方式，消除过程　D. 药物的脂溶性，排泄过程

二、多选题

1. 药动学包括（　　）。

（1.吸收，2.分布，3.代谢，4.排泄，5.转运，6.转化，7.消除）

A. 1+2+3+4　B. 1+2+4+6　C. 1+2+7　D. 5+6

2. 必须直接注射到血液才能产生全身直接作用的药物有（　　）。

A. 去甲肾上腺素　B. 甘露醇　C. 硝普钠　D. 肝素

3. 比普通生物膜通透性更小的隔膜是（　　）。

A. 血液与脑细胞之间的生物膜　B. 血液与脑脊液之间的生物膜

C. 脑细胞与脑脊液之间的生物膜　D. 胎儿血液与母体血液之间的生物膜

4. 可能会引起药物与血浆蛋白结合率降低的因素有（　　）。

A. 肝硬化　B. 尿毒症　C. 营养不良　D. 配伍用药

5. 药物经生物转化后发生的变化包括（　　）。

A. 极性增加　B. 极性减小　C. 失去药理活性　D. 获得药理活性

6. 影响肾脏排泄功能的因素有（　　）。

A. 首过效应　B. 药物的极性与尿液的pH值

C. 肾功能　D. 药物之间的相互作用

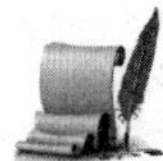

7. 为了使血药浓度迅速达到坪值可采取的给药方法是（　　）。

A. 给予负荷剂量　　B. 首剂量加倍

C. 静脉注射　　D. 加大给药频率

8. 影响药物吸收的因素有（　　）。

A. 给药途径　　B. 药物的理化性质

C. 首过效应　　D. 药物的局部吸收环境

9. 在简单扩散中，影响药物扩散速度的因素有（　　）。

A. 浓度差　　B. 药物的理化性质　　C. 载体的数目　　D. 生物膜的通透性

10. 影响药物口服生物利用度的因素有（　　）。

A. 生产厂家　　B. 药物的剂型及批号

C. 首过效应　　D. 胃肠道的功能及其中的内容物

11. 具有肝药酶诱导作用的药物有（　　）。

A. 苯巴比妥　　B. 苯妥英钠　　C. 卡马西平　　D. 利福平

三、名词解释

主动转运　被动转运　吸收　分布　代谢　排泄　首过效应

血浆蛋白结合率　肝药酶　肝药酶诱导剂　肝药酶抑制剂　肝肠循环

血药浓度　表观分布容积　生物利用度　半衰期　首剂量加倍　坪值

四、问答题

1. 简述药物跨膜转运的基本形式及其特点。

2. 列简表归纳影响药物吸收、分布、代谢及排泄的因素。

3. 简述血浆蛋白结合率对药理学（包括药动学与药效学）的影响。

4. 简述肝药酶抑制现象及其对药物作用的影响

5. 简述肾脏排泄药物过程中发生的竞争性抑制现象及其对药物作用的影响。

第四章　影响药物效应的因素

药物与机体相互作用过程中产生药物效应，影响药物效应的因素主要来源于药物、机体及其所处的环境。

第一节 药物因素

一、剂量

同一药物，剂量太小不出现疗效；常用量范围内，一般疗效随剂量的加大而增强，但有些药物随剂量的加大其作用会发生一定的变化，如苯二氮䓬类镇静催眠药随剂量的加大，相继出现抗焦虑、镇静、催眠、抗惊厥和抗癫痫等作用；剂量太大可出现中毒等不良反应。

二、剂型

同一药物，剂型不同，药物释放的速度不同，进而影响药物的吸收、起效快慢及维持时间。同一剂型，不同厂家，或同一厂家不同批次，其生物利用度也可出现差异。

三、用药参数

1. 给药途径：给药途径对药动学有较大的影响，并进而影响药效的强弱，甚至会改变药物作用的性质。如硫酸镁口服泄下，注射时产生中枢抑制、降压及肌松等作用。

2. 给药时间：一般饭前给药吸收较好，饭后给药吸收较差；对胃肠有刺激的药物宜饭后服用，催眠药宜睡前服用，助消化药宜餐前或进餐时服用。

3. 给药频率：一般药物按半衰期给药。如果半衰期过短可通过缓控释制剂来延长给药间隔；如果药物的安全范围比较小，可通过缩短给药间隔来降低血药浓度波动的范围。

4. 疗程：是指为达到一定的治疗目的而连续用药的时间。一般在症状消失后即可停药，但对于慢性病及感染性疾病应按规定适当延长疗程。

四、反复用药

在反复用药过程中，机体对药物可产生依赖性、耐受性/耐药性、增敏性等。

1. **耐受性**：是指人体在长期接触药物过程中对药物的敏感性降低的现象。

2. **耐药性**：是指病原体或肿瘤在长期接触药物过程中对药物敏感性降低的现象，又叫抗药性。

五、联合用药

联合用药过程中药物之间的相互作用包括药动学与药效学两个方面。

1. 药动学方面：（1）妨碍吸收——改变胃肠道pH及其功能、药物间的吸附络合或结合均能干扰药物的吸收。（2）干扰分布——对血浆蛋白竞争性结合可影响游离型药物的浓度，进而影响药物的分布。（3）影响代谢——干扰代谢药物的酶系而影响药物

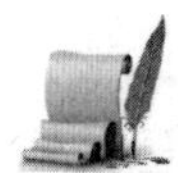

的代谢。（4）干扰排泄——弱酸性或弱碱性药物影响尿液pH或竞争转运载体而干扰药物的排泄。

2. 药效学方面：包括治疗作用与不良反应之间的相互作用，特别是不良反应之间的协同作用可能会引起严重的后果。（1）协同作用——包括相加、增强与增敏等作用。（2）拮抗作用——包括化学性、生化性、生理性与药理性拮抗。（3）无关作用。

第二节　机体因素

一、生理因素

1. 年龄：儿童机体组织脏器尚未发育完善，对药物的吸收、分布、代谢及排泄与成人有一定的差别。新生儿上述表现尤为明显，如新生儿胃内容物的排出较慢而延缓药物的吸收；新生儿血浆蛋白偏低，与血浆蛋白结合的药量偏少；新生儿肝功能偏低，对氯霉素、胆红素代谢偏慢；新生儿肾功能较差，对氨基糖苷类与青霉素类抗生素的排泄较慢。由于生理功能的逐渐减退，老年人对药物的吸收、分布、代谢及排泄功能降低，但综合考虑，血液中游离型药物的浓度有增加的趋势，药物的治疗作用及不良反应增强。

2. 性别：女性在月经、妊娠、分娩、哺乳等特殊时期，对药物的敏感性会发生一定的变化，不良反应增加。

3. 种族：不同人种或种族的人群，对某些药物的药动学或药效学会产生明显差别。

4. 营养：摄入不足或消耗太过，机体营养不良不仅影响药物的疗效，而且干扰疾病的预后。

5. 个体差异：

(具体见药物作用的基本规律项下)

二、心理因素

心理状态与思想情绪不仅影响人对疾病的易感性，而且影响药物对疾病的疗效，特别是中枢神经系统疾病、心血管系统疾病、消化性溃疡及哮喘与病人的心理因素有密切的关系，如安慰剂（无药理活性的物质制成的外形似药的制剂）对偏头疼病人的有效率可达60%以上。

三、病理因素

胃、肠、心、肝、肾等脏器的疾病可影响药物的吸收、分布、代谢及排泄，引起药物在体内蓄积，药物作用增强甚至产生毒性反应。

第三节　其他因素

一、昼夜节律

在生物钟的作用下，人体的生理变化具有周期性。机体的昼夜节律改变了药物在体内的药动学与药效学，使药物的生物利用度、血药浓度、代谢和排泄等也出现昼夜节律性变化。把研究机体的昼夜节律对药理学影响的学科叫时辰药理学。利用时辰药理学确定最佳给药参数，从而指导临床合理用药。

二、生活习惯

饮食结构、不良嗜好可影响机体物质的组成及酶的活性。如少量饮酒可使肝药酶的活性升高，大量饮酒时肝药酶的活性降低而抑制药物的代谢。

三、生活环境

环境温度、湿度、光线、噪音、通风以及运动量等因素亦可影响药物的作用。

练 习 题

一、问答题

1. 简述影响药物作用的因素。

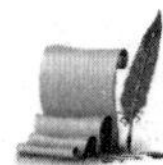

第二篇　作用于外周神经系统的药物

神经系统有中枢与外周之分，外周神经系统有传入与传出之别。关于传出神经系统，神经冲动由中枢发出或直接到达效应器或在神经节更换神经元后到达效应器，药物很难影响中枢、神经节与效应器三点之间的神经纤维，故传出神经系统药物的作用部位是神经节或效应器（即突触）。突触、递质、受体是本篇的三要素，学习时应以受体为核心，带动相关药物的学习与掌握。关于传入神经系统，在此主要讲述局麻药。

第五章　传出神经系统药理概论

第一节　传出神经系统的分类

一、传出神经系统的解剖学分类

传出神经系统包括自主神经系统与运动神经系统，自主神经系统包括交感神经系统与副交感神经系统。自主神经系统由中枢发出在神经节更换神经元后到达效应器，而运动神经系统由中枢发出后直接到达效应器。交感神经系统的功能主要是提高机体的战斗力，以适应环境的变化，副交感神经系统的功能主要是促进机体的休整、恢复，二者在功能上相互拮抗，共同调节心血管、平滑肌和腺体等组织脏器的功能。

二、传出神经系统按递质分类

神经元释放什么递质就叫什么神经元，如释放乙酰胆碱就叫胆碱能神经，释放去甲肾上腺素就叫去甲肾上腺素能神经。传出神经系统中除了绝大多数交感神经节后纤维属于去甲肾上腺素能神经外，其余的均为胆碱能神经。

第二节　传出神经系统的三要素：突触、递质、受体

一、突触

1. 定义：神经元与神经元或效应器相接触的部位叫突触，突触是细胞间神经信息传递的结构基础。

2. 分类：突触分为化学突触和电突触（如润盘）；

3. 结构：化学突触由突触前膜、突触后膜和突触间隙三部分组成，突触前膜内有囊泡，突触后膜上有受体。

4. 化学突触传递神经冲动的模式：当神经冲动传到突触前膜时，前膜发生电位的翻转，钙通道开放，钙离子内流，突触前膜胞浆内钙离子浓度升高，促使囊泡向突触前膜移动、融合并释放递质，释放到突触间隙的递质与突触后膜上的受体结合，激动受体，在时间和空间上进行积累，当达到阈电位水平时即可激发一次动作电位，从而将神经冲动由上一级神经元传到下一级神经元或效应器上。

二、递质

1. 定义：传递神经信息的化学物质叫神经递质，简称递质，递质是细胞间神经信息传递的物质基础。

2. 分类：传出神经系统的递质主要是乙酰胆碱（Ach）和去甲肾上腺素（NA），此外还有肾上腺素（Adr）、多巴胺（DA）、5-羟色胺（5-HT）等。

3. Ach的生化过程——胆碱与乙酰辅酶A在胆碱乙酰化酶作用下合成Ach，合成的Ach储存在囊泡中，当神经冲动传来后释放到突触间隙，与后膜的胆碱受体结合，产生效应后，在胆碱酯酶（AchE）的催化下水解为胆碱和乙酸，胆碱可以循环使用。

4. NA的生化过程——络氨酸在一系列酶的催化下，在胞浆依次中合成多巴、多巴胺，之后在囊泡中合成NA，合成的NA储存在囊泡中，当神经冲动传来后释放到突触间隙，与后膜上的肾上腺素受体结合，产生效应后，被突触前膜、囊泡膜主动摄取，储存在囊泡中循环使用（再摄取）达75%~90%，剩余的被胞浆内单胺氧化酶（MAO）、儿茶酚氧位甲基转移酶（COMT）所灭活。

5. 注意——释放到突触间隙的递质，在兴奋相应的受体后必须迅速消失，只有这样才能通过调控下阶段释放的递质量来调节受体的兴奋程度。

三、受体

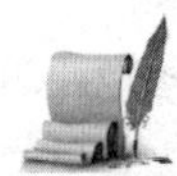

1. 定义：（略）。

2. 分类——传出神经系统的受体主要有两大类，即胆碱受体与肾上腺素受体，胆碱受体又有M受体与N受体之分，肾上腺素受体又有α受体与β受体之别。

3. 受体的分布部位及兴奋时的效应——泛泛而言，几乎机体的所有组织都有胆碱受体与肾上腺素受体，至于药物的效应能不能表现出来，则主要取决于受体的密度，密度高者才能表现出相应药物的效应。N_1受体主要分布在神经节，N_1受体兴奋时，节后胆碱能神经与肾上腺素能神经同时兴奋，而机体多数器官受到上述两类神经的共同支配。如心脏受到迷走神经（胆碱能神经）与心交感神经（肾上腺素能神经）的双重支配，当神经节N_1受体兴奋时，胆碱能神经（抑制心脏）与肾上腺素能神经（兴奋心脏）同时兴奋，那么心脏表现为兴奋还是抑制呢？此时就要看哪类神经占优势，在心脏肾上腺素能神经占优势而表现为兴奋；在平滑肌和腺体胆碱能神经占优势而表现为兴奋。受体的主要分类、分布及效应见表2-1。

表2-1 传出神经系统相关受体的主要分类、分布及效应

<table>
<tr><th colspan="3">主要分类</th><th>主要分布部位</th><th colspan="2">兴奋时的主要效应</th></tr>
<tr><td rowspan="3">胆碱受体</td><td colspan="2">M受体</td><td>广泛分布于效应器</td><td colspan="2">与副交感神经兴奋时的效应相似（心脏血管抑制，平滑肌、腺体兴奋）</td></tr>
<tr><td rowspan="2">N受体</td><td>N_1受体</td><td>神经节</td><td colspan="2">全面兴奋：心脏血管、平滑肌、腺体</td></tr>
<tr><td>N_2受体</td><td>骨骼肌</td><td colspan="2">兴奋（伸缩有力，进而抽搐、震颤）</td></tr>
<tr><td rowspan="4">肾上腺素受体</td><td colspan="2">α-受体</td><td>皮肤、黏膜、内脏等部位血管平滑肌</td><td>收缩</td><td rowspan="4">与交感神经兴奋时的效应相似：冠脉血流量增加，心脏兴奋，血管收缩，血压升高；支气管舒张，血糖升高；富含氧与葡萄糖的血液大量到达骨骼肌，使骨骼肌做功增加而提高机体的战斗力。</td></tr>
<tr><td rowspan="3">β受体</td><td>$β_1$受体</td><td>心肌</td><td>兴奋</td></tr>
<tr><td rowspan="2">$β_2$受体</td><td>骨骼肌血管与冠脉</td><td>扩张</td></tr>
<tr><td>支气管平滑肌</td><td>舒张</td></tr>
</table>

第三节 传出神经系统药物的基本作用及分类

一、传出神经系统药物的基本作用

1. 作用于受体：药物与受体结合，或激动受体而成为激动药，或拮抗受体而成为拮抗药，两类药的作用基本相反。

2. 作用于递质：干扰递质的合成、储存、释放、转运或生物转化，影响突触间隙递质的浓度来调节受体的兴奋性。

二、传出神经系统药物分类

按作用后的最终结果把药物分为拟似药与拮抗药，具体见表2-2。

表2-2 传出神经系统药物分类

拟似药		拮抗药	
胆碱受体激动药		胆碱受体阻滞药	
完全拟胆碱药	乙酰胆碱	M受体阻滞药	阿托品、山莨菪碱等
M受体激动药	毛果芸香碱	N_1受体阻滞药	美加明
抗AchE药	新斯的明、有机磷	N_2受体阻滞药	筒箭毒碱、琥珀胆碱
肾上腺受体激动药		肾上腺受体阻滞药	
α、β受体激动药	Adr、麻黄碱	α受体阻断药	酚妥拉明、哌唑嗪
α受体激动药	NA、间羟胺	β受体阻断药	普萘洛尔、等
β受体激动药	异丙肾上腺素	抗Adr能神经药	利血平

练习题

一、单选题

1. 释放到突触间隙的NA消除的主要方式是（　　）。

A. COMT破坏　B. MAO破坏　C. 水解　D. 再摄取

2. 释放到突触间隙的Ach，其作用消失的主要途径是（　　）。

A. 再摄取　B. AchE水解　C. MAO破坏　D. COMT破坏

二、多选题

1. N受体主要分布在（　　）。

A. 交感神经的神经节　B. 副交感神经的神经节　C. 平滑肌　D. 运动终板

2. 神经节上的N_1受体兴奋时表现为（　　）。

A. 心血管兴奋　B. 平滑肌收缩　C. 腺体分泌增加　D. 骨骼肌兴奋

3. 不被AchE水解代谢的药物有（　　）。

A. 普鲁卡因　B. 琥珀胆碱　C. 丁卡因　D. 乙酰胆碱

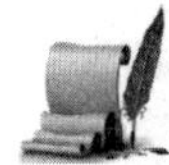

三、名词解释

突触　　递质　　肾上腺素能神经　　胆碱能神经

四、问答题

1. 简述M受体分布的主要部位及其兴奋时的生理效应。

2. 简述神经节N_1受体兴奋时，心血管、平滑肌与腺体的效应及其原理。

3. 简述传出神经系统药物的作用方式并举例说明。

4. 举例简述抗胆碱药的分类。

第六章　拟胆碱药

拟胆碱药是指一类作用与胆碱能神经兴奋效应相似的药物。

第一节　直接作用于胆碱受体的拟胆碱药

一、M、N胆碱受体激动药

【乙酰胆碱】

1. 化学与药动学

乙酰胆碱为胆碱的乙酰化衍生物，是胆碱能神经递质，在胆碱酯酶的催化下迅速水解，故半衰期短、作用广泛而无临床使用价值。

2. 作用与机制

乙酰胆碱兴奋M、N受体而产生M样作用与N样作用。M样作用主要表现为心血管系统受到抑制、平滑肌与腺体兴奋；N样作用主要表现为心血管系统、平滑肌、腺体、骨骼肌兴奋。如果M、N受体过度兴奋，如有机磷酸酯类农药中毒时，则产生M样症状与N样症状。但应注意，当突触间隙Ach适度增加时，主要表现出来的是M样作用与N样作用；当突触间隙Ach大量增加时，在M样症状的基础上渐次出现N样症状。

二、M胆碱受体激动药

【毛果芸香碱】

1. 化学与药动学

毛果芸香碱属于叔胺类化合物，脂溶性较高，滴眼后易透过角膜而到达前房。

注：生物碱按氮原子与非氢原子（碳原子、氧原子等）相连的键数分为伯胺（$-CNH_2$）、仲胺（-CNHC-）、叔胺（$\dot{N}C_3$）和季铵（$(C)_3N^+OH^-$），其极性逐渐增大，脂溶性逐渐减小。

2. 作用与机制

毛果芸香碱属于M受体兴奋药，由于M受体分布广泛，故全身用药时副作用较多，临床主要用于眼科。毛果芸香碱滴眼后对眼睛有缩瞳、降低眼内压和调节痉挛等作用。

(1) 缩瞳：毛果芸香碱兴奋虹膜括约肌上的M受体，使虹膜括约肌收缩，虹膜中间的小孔即瞳孔缩小。

(2) 降低眼内压：毛果芸香在缩瞳过程中，虹膜向中心靠拢，虹膜与角膜的夹角（前房角间隙）变大，房水回流畅通，房内压降低。

(3) **调节痉挛**：毛果芸香碱兴奋睫状肌上的M受体，使睫状肌收缩，悬韧带放松，晶状体弹性回缩，前后径增大而屈光性增强，致近视而视远物模糊。

(4) 其他：通过兴奋M受体而兴奋平滑肌与腺体。

3. 应用与疾病

(1) 青光眼：青光眼以视神经乳头凹陷及视力下降为特征，同时伴有眼内压升高的症状。毛果芸香碱通过兴奋M受体，使前房角间隙变大、小梁网结构发生改变，房水回流加速而使眼内压下降。

(2) 虹膜睫状体炎：眼部发炎时，肉芽组织增生引起的粘连可明显影响视力，故常用激素等药物防止粘连。虹膜睫状体发炎时，毛果芸香碱与M受体阻滞药交替使用，使虹膜与睫状体时而收缩、时而舒张，防止粘连。

4. 不良反应与禁忌证

滴眼时应压迫眼内眦，避免药液流入鼻腔，吸收增加而产生不良反应。

第二节　抗胆碱酯酶药

Ach水溶液在自然状态下易水解，故临床应用价值不大；在AchE催化下Ach水解速度大大加速，因此可以精细调节突触间隙Ach的含量；易逆性抗胆碱酯酶药如新斯的明等与Ach一样，也能与AchE结合，但水解速度较慢，结果使AchE的活性受到抑制，水解Ach的速度减慢，突触间隙的Ach堆积，兴奋M、N受体而产生治疗作用；如果是难逆性抗胆碱酯酶药如有机磷酸酯类农药，则与AchE不可逆结合，使其永久失去活性，Ach大量堆积，过度兴奋M、N受体而产生中毒症状。

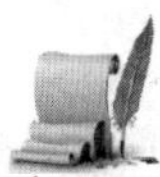

一、易逆性抗胆碱酯酶药

【新斯的明】

1. 化学与药动学

新斯的明结构中有季铵基团，极性大，口服吸收差，体内分布范围小，不易到达脑部、房水。

2. 作用与机制

新斯的明可逆性抑制AchE，使突触间隙Ach适量增加，兴奋M受体而产生治疗作用。因此，新斯的明的作用有赖于内源性Ach的存在与释放，一旦胆碱能神经受损，不能释放Ach，此时给予新斯的明不会产生药理作用，而毛果芸香碱和Ach则仍有作用。

（1）兴奋骨骼肌：① 抑制AchE；② 直接兴奋N_2受体；③ 促进运动终板释放Ach，故兴奋骨骼肌的作用很强。

（2）兴奋平滑肌：对胃肠道、膀胱平滑肌有较强的兴奋作用。

3. 应用与疾病

（1）重症肌无力：重症肌无力是一种自身免疫性疾病，体内出现N_2受体的抗体，导致N_2受体减少，骨骼肌的兴奋性降低。新斯的明只能缓解重症肌无力的症状。

（2）术后腹气胀及尿潴留：使用全身麻醉药后，腹腔脏器的神经分布密度较低，故功能恢复较慢。新斯的明能促进胃肠蠕动、提高膀胱张力，促进排气、排尿。

（3）阵发性室上性心动过速：主要是房性阵发性心律失常，是心律失常中较轻的一种。在兴奋迷走神经(如压迫眼球或颈动脉窦)无效时可使用新斯的明或强心苷来治疗。

（4）非去极化肌松药中毒时的解救：（具体见N_2受体阻滞药）

4. 不良反应与禁忌证

不良反应较小。禁用于哮喘、机械性肠梗阻与尿路梗阻。

【毒扁豆碱】

1. 化学与药动学

毒扁豆碱属于叔胺类化合物，脂溶性较高，易到达大脑、房水。

2. 作用与机制

作用机制与新斯的明相同但作用较强，可兴奋M、N受体；对眼睛的作用类似于毛果芸香碱但较强而持久，扩瞳、降低眼内压的作用可持续1~2天。

注：从作用机制来说，毒扁豆碱与新斯的明相同，均通过抑制AchE，使Ach的水解受阻，间接兴奋M受体，如果传出神经受损，Ach释放减少，则其药理作用将会消失；但毛果芸香碱可直接兴奋M受体，与传出神经及Ach无关。

3. 应用与疾病

主要用于治疗青光眼。

二、难逆性抗胆碱酯酶药

有机磷酸酯类（具体见第七章）

第七章　有机磷酸酯类中毒及解救

有机磷类主要作为农药和环境杀虫剂使用，剧毒者作为战争毒气。有机磷类易挥发、脂溶性高，呼吸道、消化道及完整的皮肤都能吸收，故杀虫剂中毒已成为全球性的大问题。

第一节　有机磷酸酯类中毒

一、有机磷酸酯类中毒机制

进入机体的有机磷酸酯类与AchE生成难以水解的磷酰化胆碱酯酶，使AchE失去活性，Ach大量堆积而引起一系列中毒症状。随着时间的推移，磷酰化胆碱酯酶失去一个烷氧基，生成更稳定的单烷氧基磷酰化胆碱酯酶，此时即使使用胆碱酯酶复活药也很难使酶恢复活性。

二、有机磷酸酯类急性中毒的症状

轻度中毒主要出现M样症状；中度中毒时在M样症状加重的基础上出现N样症状，其中心血管系统由M样症状的轻度抑制翻转为N样症状的轻度兴奋；重度中毒时在上述M、N样症状进一步加重的基础上，心血管系统再次受到抑制，并出现先兴奋后抑制的中枢症状。

注：从心血管、平滑肌、腺体等方面进行详细描述，具体见表2–1。

三、有机磷酸酯类急性中毒的解救

1. 一般处理：（1）减少吸收——清洗皮肤、洗胃导泄，减少吸收。（2）对症治疗——吸氧输液、升压抗惊厥，缓解症状。

2. 特殊解毒药：应及早、足量、反复使用阿托品与胆碱酯酶复活药。

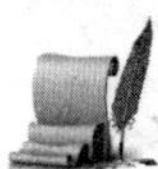

第二节　有机磷酸酯类中毒的特殊解毒药

一、胆碱酯酶复活药

【氯磷定】

1. 作用与机制

氯磷定能与磷酰化胆碱酯酶发生置换反应，生成磷酰化氯磷定，从而使AchE恢复活性；氯磷定也可直接与有机磷酸酯类反应，促进排出。

2. 应用与疾病

氯磷定主要用于有机磷酸酯类中、重度中毒时的解救。给药后能迅速缓解肌束震颤，而对M样症状起效较慢。

二、M受体阻滞药

【阿托品】

1. 作用与机制

阿托品可阻滞M受体，解除有机磷酸酯类中毒时M受体过度兴奋引起的症状，全面缓解心血管系统抑制、平滑肌与腺体兴奋引出的症状。

2. 应用与疾病

在有机磷酸酯类引起的轻度、中度、重度中毒过程中，应及早使用阿托品；对重度中毒的患者，应足量、反复使用，直至“阿托品化”。由于机磷酸酯类中毒有轻重、酶的老化程度不同、使用胆碱酯酶复活药后AchE的活性恢复有差异，因此应根据具体情况选择阿托品的首日用量及随后的减量速度。

练习题（第六章、第七章）

一、单选题

1. 毛果芸香碱对眼睛的作用是（　　）。

A. 缩瞳，降低眼内压，调节痉挛　　B. 缩瞳，降低眼内压，调节麻痹

C. 缩瞳，升高眼内压，调节麻痹　　D. 缩瞳，升高眼内压，调节痉挛

2. 只对M受体有兴奋作用的药物是（　　）。

A. Ach　　B. 毛果芸香碱　　C. 新斯的明　　D. 阿托品

二、多选题

1. 新斯的明对骨骼肌的兴奋作用强，原因是（　　）。

A. 抑制AchE　　B. 促进乙酰胆碱释放

C. 兴奋运动神经　　D. 直接兴奋N_2受体

2. 用阿托品解救有机磷中毒时应“足量”，但同时应考虑（　　）。

A. 中毒程度　　B. 酶的复活程度

C. 酶的老化程度　　D. AchE复活药的用量

3. 有机磷酸酯类农药中毒时的特殊解毒药是（　　）。

A. 阿托品　　B. 氯磷定　　C. 新斯的明　　D. 肾上腺素

三、问答题

1. 简述毛果芸香碱对眼睛的作用及其作用机制。

2. 毛果芸香碱和毒扁豆碱对眼睛有何作用？如果切断支配眼睛的神经，上述两药的作用有何变化，为什么？

3. 简述毛果芸香碱与毒扁豆碱治疗青光眼的机制有何异同。

4. 简述新斯的明的临床应用。

5. 简述有机磷酸酯类农药中毒的原理、症状、特殊解毒药及其解毒的机制。

第八章　抗胆碱药

可与胆碱受体结合但内在活性不足，从而产生胆碱能神经兴奋性降低效应的药物叫抗胆碱药。根据胆碱受体可分为M受体阻滞药、N_1受体阻滞药和N_2受体阻滞药。

第一节　M受体阻滞药

一、阿托品及类似生物碱

本类药物有阿托品、东莨菪碱、山莨菪碱、樟柳碱等，均属于叔胺碱，脂溶性较高，口服易吸收，体内分布广。上述生物碱极性的差异来源于氧桥键和羟基，氧桥键属于脂溶性较高的官能团，羟基属于极性较大的官能团。如表2–3所示，东莨菪碱有氧桥键、无羟基而脂溶性最高，易透过血脑屏障而中枢镇静作用最强，山莨菪碱有羟基、无氧桥键而极性最大，不易透过血脑屏障而中枢作用最弱。

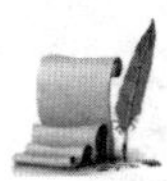

表2-3　阿托品及其类似生物碱氧桥键与羟基的分布及其中枢作用

药 物	氧桥键	羟 基	脂溶性	中枢作用
阿托品				兴奋
东莨菪碱	+		最高	抑制（最强）
山莨菪碱		+	最低	抑制（最弱）
樟柳碱	+	+		抑制

【阿托品】

1. 作用与机制

竞争性阻滞M受体，作用广泛，随剂量的增加依次出现下述作用。

(1) 抑制腺体分泌：0.5mg以上的阿托品即可引起唾液腺、汗腺、呼吸道与消化道腺体分泌减少，但对胃酸分泌影响不大。

(2) 对眼睛的作用：与毛果芸香碱的作用相反，阿托品对眼睛有扩瞳、升高眼内压、调节麻痹的作用。① 扩瞳——阿托品阻滞虹膜括约肌M受体，使虹膜括约肌松弛而向四周散去，瞳孔扩大；② 升高眼内压——虹膜括约肌向四周散去而使前房角间隙变小，房水回流受阻，房内压升高；③ **调节麻痹**——阿托品阻滞睫状肌M受体，睫状肌向四周散去，拉紧悬韧带而使晶状体前后径减小，屈光性降低，致远视而视近物模糊。

(3) 松弛平滑肌：阿托品对多种内脏平滑肌、特别是痉挛状态的平滑肌有松弛作用。对胃肠道、膀胱平滑肌有明显的解痉作用，对胆管、输尿管亦有一定的作用。

(4) 对心血管系统的作用：① 兴奋心脏——治疗量的阿托品可出现一过性轻度心率减慢，原因是阿托品阻滞了突触前膜M_1受体，降低了其对Ach释放的负反馈机制；之后随着阻滞突触后膜M_2受体、解除迷走神经对心脏的抑制作用而使心率加快。较大剂量的阿托品可直接出现心率加快。② 扩张小血管——扩张痉挛状态的小血管，改善微循环(原因未明)。

(5) 兴奋中枢神经系统：治疗量不明显，较大或大剂量可出现兴奋大脑、延髓等中枢作用。

注：阿托品对中枢有兴奋作用，而其他类似生物碱对中枢有镇静等抑制作用。

2. 应用与疾病

(1) 解除平滑肌痉挛：单独适用于各种内脏绞痛，对胆绞痛、肾绞痛需与哌替啶合用。

(2) 抑制腺体分泌：常用于全麻前给药，以减少唾液腺及呼吸道腺体的分泌，避免呼吸道阻塞及吸入性肺炎。

(3) 眼科：① 虹膜睫状体炎——滴眼使虹膜、睫状肌松弛、休息，与缩瞳药交替使用防止粘连。② 验光配镜——利用阿托品调节麻痹的作用，滴眼后使睫状肌充分松弛，剔除假近视，准确测定晶状体的屈光度。由于扩瞳作用持续时间长，现只用于儿童验光配镜。③ 检查眼底——多种内科疾病（如高血压、糖尿病等）可引起血管痉挛、增厚、硬化等病变，而血管病变程度有助于对疾病严重程度的判断。利用阿托品扩瞳、调节痉挛的作用，有助于眼底的检查。

注：脑部、面部受交感、副交感神经的双重支配。大抵在儿童期副交感神经占优势，如儿童期睡眠时间在10小时以上，而成人睡眠时间在8小时以下；面部副交感神经占优势，如刺激眼球可提高迷走神经的兴奋性，降低心率。

(4) 缓慢型心律失常：对于电击、溺水、手术、强心苷中毒等原因引起的心动过缓，可用阿托品通过阻滞M受体，解除迷走神经对心脏的抑制而提高心率。

(5) 休克：对感染中毒性休克，可用大剂量阿托品，通过兴奋心脏，扩张痉挛的血管，改善微循环。

(6) 有机磷酸酯类中毒：（见第七章）

3. 不良反应与禁忌证

阿托品药理作用广泛，临床应用时副作用较多。10mg以上出现中毒症状，解救主要是对症治疗。青光眼与前列腺肥大患者禁用阿托品，可能使后者加重排尿困难。

【东莨菪碱】

东莨菪碱脂溶性高，具有较强的镇静、催眠等中枢抑制作用；抑制腺体分泌的作用亦较强，故常用于麻醉前给药。东莨菪碱可用于预防晕动症，与苯海拉明合用可增强疗效。

【山莨菪碱】

山莨菪碱极性较大，中枢作用很弱。内脏平滑肌与血管平滑肌解痉作用虽稍弱，但选择性高，副作用少，临床主要用于治疗胃肠绞痛与感染中毒性休克。

二、半合成衍生物

1. 合成扩瞳药 后马托品：与阿托品相比，扩瞳和调节麻痹的持续时间短，适于检查眼底和验光配镜。

2. 季铵类解痉药 溴丙胺太林（普鲁本辛）：具有胃肠平滑肌解痉和抑制胃酸分泌的作用，临床用于治疗消化道溃疡、胃肠痉挛等。

3. 叔胺类解痉药 贝那替秦（胃复康）：具有胃肠平滑肌解痉、抑制胃酸分泌及安定

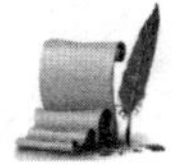

的作用，适用于伴有焦虑的消化道溃疡患者。

4. M_1受体阻滞药 哌仑西平（吡疡平）：阻滞胃壁细胞M_1受体，抑制胃酸和胃蛋白酶的分泌，口服吸收差，餐前服用治疗消化道溃疡。

第二节　N_1受体阻滞药

美卡拉明（美加明）等阻滞神经节N_1受体，使交感神经与副交感神经的兴奋性同时降低。交感神经对血管的支配占优势，用药后血管扩张，血压明显下降，因此临床上可用于麻醉时控制性降血压。副交感神经对内脏平滑肌和腺体占优势，用药后抑制胃肠蠕动和腺体分泌，产生副作用。

第三节　N_2受体阻滞药

作用于N_2受体而阻滞神经肌肉动作电位的正常传递，导致肌肉松弛的药物叫N_2受体阻滞药。

一、除极化型肌松药

这类药物能持久兴奋N_2受体，使运动终板除极化而长期处于不应期状态，对Ach的反应性降低而产生肌松作用。除极化型肌松药琥珀胆碱用药后先出现肌束颤动，继而产生肌松作用，临床上可用于气管镜、食管镜等小手术。

二、非除极化型肌松药

这类药物能阻滞N_2受体，使N_2受体的兴奋性降低而产生肌松作用。其肌松作用可被新斯的明所对抗，过量中毒可用新斯的明解救。筒箭毒碱因安全性较差而少用；阿曲库铵等临床上可作为全身麻醉辅助药，用于胸腹手术及气管插管等。

练习题

一、单选题

1. 中枢作用最强的节后抗胆碱药是（　　）。

A. 东莨菪碱　　B. 阿托品　　C. 樟柳碱　　D. 山莨菪碱

2. 阿托品对眼睛的作用是（　　）。

A. 视远物清楚，可治青光眼　　B. 视远物模糊，可治青光眼

C. 视远物清楚，青光眼者禁用　　D. 视远物模糊，青光眼者禁用

3. N_1受体抑制时，可出现（　　）。

A. 心脏兴奋　B. 血管收缩　C. 平滑肌舒张　D. 腺体分泌增加

4. 麻醉前给病人注射阿托品，其主要治疗作用是（　　）。

A. 平滑肌解痉　　B. 抑制腺体分泌

C. 扩血管，改善微循环　　D. 稳定血压

5. 选择性高，主要用于胃肠绞痛的是（　　）。

A. 阿托品　B. 东莨菪碱　C. 山莨菪碱　D. 樟柳碱

6. 过量中毒后，可用新斯的明来解救的是（　　）。

A. 阿托品　B. 东莨菪碱　C. 琥珀胆碱　D. 筒箭毒碱

二、多选题

1. 禁用于青光眼的药物是（　　）。

A. 阿托品　B. 毒扁豆碱　C. 山莨菪碱　D. 东莨菪碱

2. 在治疗有机磷酸酯类中毒时，阿托品可以改善病人的（　　）。

A. 腺体分泌增加，流涎　　B. 肌肉震颤、抽搐

C. 瞳孔缩小，视力模糊　　D. 心动过缓

3. 阿托品在眼科的应用包括（　　）。

A. 虹膜睫状体炎　B. 检查眼底　C. 验光配镜　D. 青光眼

三、问答题

1. 简述阿托品的药理作用及其临床应用。

2. 简述琥珀胆碱产生肌松作用的机制，并解释为什么琥珀胆碱中毒时不能用新斯的明来解救？

第九章　拟肾上腺素药

直接激动肾上腺素受体或促进肾上腺素能神经释放递质，产生与肾上腺素能神经相似效应的药物就叫拟肾上腺素药。本类药物具有β-苯乙胺的共同结构，有邻二酚羟基者为儿茶酚胺类，性质不稳定，口服无效，可注射或雾化吸入，具有快、强、短的作用特点；无邻二酚羟基者为非儿茶酚胺类，性质稳定，具有起效慢、作用弱、持续时间长的特点。具体分为四类。

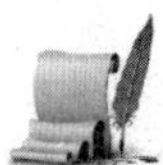

第一节　α受体激动药

【去甲肾上腺素】

1. 化学与药动学

去甲肾上腺素（NA、NE）属于儿茶酚胺类，性质不稳定，口服无效，皮下、肌肉注射吸收慢且易引起局部组织缺血坏死，故一般静脉滴注给药。

2. 作用与机制

NA激动α受体，对$β_1$受体有较弱的作用。

心血管系统：激动$α_1$受体，使皮肤、黏膜、内脏小动脉和小静脉收缩，血压升高，通过窦弓感受器反射性兴奋迷走神经，可使心率减慢。另一方面，NA对$β_1$受体有较弱的兴奋作用，使心率轻度增加，上述反射性的心率减慢与直接的心率加快可相互抵消，故心率不变或稍降，但剂量过大可提高自律性而致心律失常。

3. 应用与疾病

(1) 休克：休克大致分三期，在各种原因的影响下血压骤降，反射性引起的血管收缩导致微循环血量减少而进入微循环缺血期；组织严重缺血缺氧使毛细血管开放、大量血液淤积在微循环而进入微循环淤血期；淤滞于微循环的血液可诱发凝血、DIC（弥散性血管内凝血）而进入微循环凝血期，因此微循环障碍是休克的主要矛盾。NA收缩血管可升高血压，但收缩血管亦可加重组织缺血缺氧，故目前仅用于血压骤降的休克早期以维持心、脑等重要器官的供血。

(2) 药物中毒引起的低血压：如氯丙嗪中毒引起的低血压，可静脉滴注NA升高血压，此时不能使用肾上腺素（具体见第十章）。

(3) 上消化道出血：食道静脉曲张破裂（常见于肝硬化门脉高压）或胃、十二指肠出血（常见于溃疡）时，NA溶于冰盐水中徐徐饮下，收缩局部血管而止血。

4. 不良反应与禁忌证

不良反应多属于使用不当而引起。(1) 局部组织缺血坏死：静注过程中外漏可引起局部缺血，轻则热敷，重则用普鲁卡因或酚妥拉明局部封闭。(2) 急性肾衰竭：滴注速度过快或时间过长可使肾血管强烈收缩而诱发肾衰竭。(3) 停药反跳：突然停药可引起血压骤降，应逐渐减量后停药。

【间羟胺】

间羟胺可直接兴奋α受体，同时促进NA释放而间接兴奋α受体。具有作用温和、持续时间长的特点，临床上可替代NA而用于各种休克早期。

第二节 α、β受体激动药

【肾上腺素】

1. 化学与药动学

血液中的肾上腺素（Adr）来源于肾上腺髓质，其合成、释放受交感-肾上腺髓质系统的调节（应急）。Adr属于儿茶酚胺类，性质不稳定，口服无效，一般注射给药，具有起效快、作用强、持续时间短的特点。

2. 作用与机制

Adr激动α、β受体，对心血管系统与呼吸系统有广泛的药理作用。

（1）心血管系统：① 兴奋心脏——激动$β_1$受体，全面兴奋心脏：使心率增加、心电传导速度加快、心肌收缩力增加、心输出量增加，冠脉扩张、冠流量增加。② 影响血管——激动α受体，使皮肤、黏膜、内脏血管收缩，外周阻力增加；激动$β_2$受体，使骨骼肌、冠脉血管舒张，外周阻力下降。冠脉血管舒张主要源于心肌收缩力增加而使心肌代谢水平提高，腺苷等局部代谢产物增加而使冠脉血管扩张。③ 升高血压——Adr激动$β_1$受体，心输出量增加而使收缩压升高，至于舒张压则主要取决于外周阻力。小剂量时，激动$β_2$受体扩血管效应占优势，外周阻力不变或略降，舒张压不变或略降；大剂量时，激动α受体收缩血管的效应更强，外周阻力增加，兼之心输出量明显增加，舒张压升高。

（2）呼吸系统：① 激动$β_2$受体使支气管平滑肌舒张；② 激动$β_2$受体抑制肥大细胞释放过敏介质；③ 激动α受体使血管收缩，缓解黏膜充血、水肿。

3. 应用与疾病

Adr对心血管系统与呼吸系统有起效快、作用强的特点，临床上更适合急救。

（1）心脏骤停：Adr可用于多种原因所致的心脏骤停。

（2）过敏性休克：过敏性休克时释放的过敏介质一方面使血管通透性增加，循环血容量减少而使血压下降，循环衰竭；另一方面使支气管平滑肌收缩、黏膜充血水肿，通气量减少而致呼吸衰竭。Adr通过激动α、β受体（见上）可迅速缓解循环衰竭与呼吸衰竭的临床症状，故为治疗过敏性休克的首选药。

（3）支气管哮喘：过敏介质、炎症介质等多种激发因素作用于反应性较高的气道时，引起支气管平滑肌痉挛性收缩而诱发支气管哮喘。Adr激动$β_2$受体抑制过敏介质的释放、舒张支气管平滑肌，兼之激动α受体使气道黏膜充血、水肿减轻，从而迅速缓解哮喘急性发作。

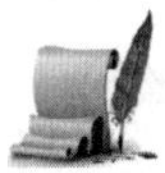

(4) 与局麻药配伍使用：与局麻药配伍，收缩血管而延缓局麻药的吸收，减轻局麻药的不良反应；同时，延长局麻药的局麻时间。但血流缓慢的部位（如手、脚）应尽量避免使用，以免引起缺血。

4. 不良反应与禁忌证

Adr禁用于器质性心脏病、高血压、冠心病、甲亢及糖尿病等。

【麻黄碱】

1. 化学与药动学

麻黄碱属于非儿茶酚胺类，结构稳定，口服易吸收，可透过血脑屏障。

2. 作用与机制

麻黄碱可直接激动α、β受体，亦可促进NA释放而发挥间接作用。

(1) 对心血管系统：激动β_1受体而兴奋心脏，心输出量增加而血压升高。

(2) 舒张支气管：具有较弱的舒张支气管平滑肌的作用。

(3) 兴奋中枢：具有较强的中枢兴奋作用，可引起精神兴奋、失眠。

3. 应用与疾病

麻黄碱具有起效慢、作用弱、持续时间长等特点，同时属于一类易制毒化学品，目前主要用于预防支气管哮喘、低血压等疾病。

4. 不良反应与禁忌证

兴奋中枢的作用可致失眠，晚间用药宜配伍镇静催眠药。

第三节　β受体激动药

【异丙肾上腺素】

1. 化学与药动学

异丙肾上腺素是人工合成品，属于儿茶酚胺类，一般喷雾或注射给药。

2. 作用与机制

异丙肾上腺素激动β受体，主要作用于心血管系统与呼吸系统。

(1) 心血管系统：激动β_1受体，兴奋心脏，使心电传导速度加快，心率与心肌收缩力增加，心输出量增加而收缩压升高；激动β_2受体，使骨骼肌血管、冠状血管舒张，外周阻力下降而舒张压略降低。

(2) 呼吸系统：① 激动β_2受体使支气管平滑肌舒张；② 激动β_2受体抑制肥大细胞释放过敏介质。

3. 应用与疾病

(1) 支气管哮喘：舌下或喷雾给药，迅速缓解支气管哮喘急性发作。

(2) 房室传导阻滞：舌下或静脉给药，治疗Ⅱ、Ⅲ度房室传导阻滞。

(3) 心脏骤停：常做心室内注射治疗心脏骤停。

第四节　α、β、多巴胺受体激动药

【多巴胺】

1. 作用与机制

多巴胺激动α、β及多巴胺受体。

(1) 心血管系统：激动β_1受体，心肌收缩力增强而心输出量增加，收缩压升高。小剂量多巴胺激动多巴胺受体，使肾脏、肠系膜等部位血管舒张；激动α受体而使血管收缩，总外周阻力变化不大而舒张压不变。

(2) 肾脏：激动多巴胺受体而扩张肾血管，增加肾血流量而增加尿量。

2. 应用与疾病

主要用于治疗各种休克，特别是心肌收缩力减弱、尿量减少的休克。

练习题

一、单选题

1. β受体兴奋时，不产生的效应是（　　）。

A. 心率加快　　B. 内脏血管平滑肌舒张

C. 骨骼肌血管舒张　　D. 支气管平滑肌舒张

2. 多巴胺扩张肾动脉是因为兴奋了（　　）受体。

A. M　　B. N_1　　C. DA　　D. β_2

3. 可用于治疗心脏骤停的药物是（　　）。

A. Adr　　B. DA　　C. NA　　D. 普萘洛尔

4. 在用酚妥拉明的基础上用Adr后，患者的血压（　　）。

A. 升高　　B. 降低　　C. 不变　　D. 无法判断

5. 对尿量已减少的休克患者最好选用（　　）。

A. DA　　B. Adr　　C. NA　　D. 异丙肾上腺素

6. 治疗过敏性休克的首选药是（　　）。

A. 糖皮质激素　　B. 阿托品　　C. Adr　　D. NA

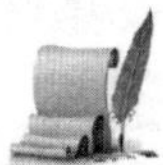

7. 预防全身麻醉或局部麻醉引起的低血压常选用的药物是（　　）。

A. Adr　　B. 麻黄碱　　C. NA　　D. 异丙肾上腺素

8. 不是异丙肾上腺素适应证的是（　　）。

A. 支气管哮喘　　B. 房室传导阻滞　　C. 心脏骤停　　D. 过敏性休克

二、多选题

1. Adr可用于治疗支气管哮喘急性发作的机制是（　　）。

A. 兴奋β_2受体，舒张支气管平滑肌　　B. 抑制过敏介质的释放

C. 兴奋α受体，收缩血管，减轻黏膜充血水肿　　D. 抑制呼吸中枢

2. 能促进神经递质释放的药物有（　　）。

A. 麻黄碱　　B. 间羟胺　　C. 多巴胺　　D. 新斯的明

3. Adr、NA与异丙肾上腺素共有的作用包括（　　）。

A. 增加心肌收缩力　　B. 扩张冠状动脉　　C. 升高收缩压　　D. 增加冠流量

4. 可引起内脏血管平滑肌收缩的药物有（　　）。

A. 去甲肾上腺素　　B. 肾上腺素　　C. 异丙肾上腺素　　D. 阿托品

5. 可用于抢救心跳骤停的药物有（　　）。

A. 肾上腺素　　B. 麻黄碱　　C. 去甲肾上腺素　　D. 异丙肾上腺素

6. 可用于防治支气管哮喘的药物有（　　）。

A. 肾上腺素　　B. 麻黄碱　　C. 去甲肾上腺素　　D. 异丙肾上腺素

三、问答题

1. 举例简述抗肾上腺素药的分类。

2. 简要分析治疗量的去甲肾上腺素给药后心率无明显变化的原因。

3. 简述肾上腺素的作用及其临床应用。

4. 随着剂量的变化，肾上腺素对血压有何影响?

5. 简述肾上腺素与异丙肾上腺素治疗支气管哮喘的机制有何异同。

第十章　抗肾上腺素药

可与肾上腺素受体结合但内在活性不足，从而产生肾上腺素能神经兴奋性降低效应的药物叫抗肾上腺素药。根据受体可分为α受体阻滞药和β受体阻滞药。

第一节　α受体阻滞药

肾上腺素升血压的翻转：Adr能激动α受体和β受体，当用α受体阻滞药后再用Adr，其激动α受体收缩血管而升高血压的作用消失了，此时Adr激动β_2受体舒张血管的作用充分表现出来，由于外周阻力降低而使Adr升血压的作用被翻转为降血压，这个现象就叫“**肾上腺素升血压的翻转**”。

一、α_1、α_2受体阻滞药

在突触前、后膜上都分布有α受体，其中突触后膜上主要是α_1受体，兴奋时可使血管收缩。突触前膜上主要是α_2受体，当突触前膜α_2受体兴奋性升高时突触前膜的稳定性增强，从而抑制递质的释放；当突触前膜α_2受体兴奋性降低时促进递质的释放，即突触前膜α_2受体起到负反馈调节NA释放的作用。

【酚妥拉明　酚苄明】

酚妥拉明起效快，半衰期短；酚苄明起效慢，半衰期长。

1. 作用与机制

阻滞α_1受体，扩张血管而降低血压，血压下降反射性兴奋交感神经，又由于阻滞α_2受体，NA释放增加，故心脏兴奋而降血压作用较弱。

2. 应用与疾病

（1）外周血管痉挛性疾病：常见的如肢端动脉痉挛症（又称雷诺综合征），是由于支配外周血管的交感神经功能紊乱而引起肢端小动脉痉挛，导致手部或足部一系列皮肤颜色改变的综合征。酚妥拉明或酚苄明阻滞α受体，解除小血管痉挛。

（2）血栓闭塞性脉管炎：本病是由于小动脉痉挛与血栓形成，导致血管闭塞局部缺血。酚妥拉明或酚苄明可扩张血管，改善局部组织供血。

（3）休克：酚妥拉明或酚苄明能扩张血管而改善微循环,兴奋心脏而增加心输出量。

（4）肾上腺嗜铬细胞瘤：肾上腺嗜铬细胞合成、释放大量Adr，使心血管兴奋，而高血压为本症的特征性表现。在治疗高血压危象及术前准备时可用酚妥拉明或酚苄明。

（5）NA静滴外漏：NA静滴药液外漏，兴奋α受体，血管收缩而引起局部缺血，此时可用酚妥拉明对外漏处做局部封闭，避免局部缺血、坏死。

二、α_1受体阻滞药

哌唑嗪可阻滞突触后膜α_1受体，扩张血管而降低血压；由于对触前膜α_2受体影响不大，故属于中等偏强的抗高血压药。

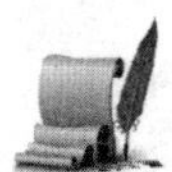

第二节　β受体阻滞药

1. 作用与机制

（1） β受体阻滞作用：① 阻滞心脏β_1受体，抑制心脏，使心率减慢，心肌收缩力减弱，心输出量减少，心机耗氧量下降，血压下降。阻滞肾小球旁器β_1受体，抑制肾素释放，此为降血压原理之一。② 阻滞支气管β_2受体，使气道平滑肌收缩，可诱发或加重哮喘。

（2） 内在拟交感活性：部分β受体阻滞药对β受体有较弱的激动作用，即有内在拟交感活性，但临床上一般表现不出来。

（3） 膜稳定作用：部分β受体阻滞药在高浓度时有膜稳定作用，此作用与其治疗作用无明显相关性。

因此可以说，β受体阻滞药阻滞β_1受体产生治疗作用，阻滞β_2受体产生不良反应。

2. 应用与疾病

β受体阻滞药是心血管系统疾病的常用药，关于疾病在后续有较详细的阐述，在此只列出病名：① 心律失常；② 心绞痛与心肌梗死；③ 高血压；④ 轻中度心功能不全；⑤ 甲状腺机能亢进。

3. 不良反应与禁忌证

长期使用β受体阻滞药如突然停药可出现停药反跳现象。严重心功能不全、慢率性心律失常、支气管哮喘患者禁用。

【普萘洛尔】

普萘洛尔（心得安）是等量左旋体、右旋体的外消旋品，仅左旋体有药理活性。由于普萘洛尔 ① 首关效应明显，② 血浆蛋白结合率高，③ 主要在肝脏代谢，上述因素导致不同个体口服等量普萘洛尔血药浓度可相差20倍以上。另一方面，交感神经兴奋性较高的个体对普萘洛尔的敏感性高，药效较强；交感神经兴奋性较低的个体对普萘洛尔的敏感性低，药效较差。因此普萘洛尔的个体差异大，临床用药剂量必须个体化。

练习题

一、多选题

1. 可使肾上腺素升血压发生反转的药物有（　　　）。

A. 酚妥拉明　　B. 酚苄明　　C. 氯丙嗪　　D. 哌唑嗪

2. 普萘洛尔可用于治疗（　　）。

A. 高血压　B. 心律失常　C. 心绞痛　D. 重度心功能不全

3. 普萘洛尔的药动学特点有（　　）。

A. 口服吸收完全　B. 首过效应明显

C. 与血浆蛋白结合率较高　D. 主要经肝脏代谢

4. 可用于治疗青光眼的药物有（　　）。

A. 毛果芸香碱　B. 毒扁豆碱　C. 噻吗诺尔　D. 乙酰唑胺

5. 普萘洛尔的禁忌证有（　　）。

A. 心功能不全　B. 窦性心动过缓　C. 支气管哮喘　D. 室上性心律失常

6. 普萘洛尔在临床应用中应注意（　　）。

A. 剂量个体化　B. 长期用药时不能突然停药

C. 左旋体有药理活性　D. 对β受体病理性过度敏感的患者慎用甚至禁用

三、问答题

1. 解释并分析“肾上腺素升血压的反转”的概念及其形成的原因。

2. 酚妥拉明与哌唑嗪均为α受体阻滞药，简要分析二者能不能用于治疗高血压。

3. 简述β受体阻滞药的药理作用及其临床应用。

第十一章　局麻药

一、概述

局麻药即局部麻醉药，是指在用药局部能可逆性地阻断神经冲动的产生和传导，在意识清醒的条件下，使局部的痛觉消失的药物。局麻药的基本作用机制是抑制Na^+内流而稳定细胞膜，进而抑制动作电位的产生和传导，从而使痛觉消失，产生局麻作用。

二、脂溶性与药物作用

局麻药的脂溶性决定其对组织的穿透力、吸收速度及其临床应用，见表2–4。脂溶性高，对组织的穿透力强而起效快，吸收快而易产生不良反应；脂溶性小，对组织的穿透力弱而起效慢，吸收慢而不易产生不良反应。

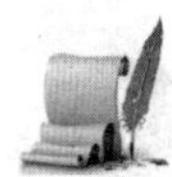

三、临床应用

1. 表面麻醉——将局麻药涂抹于黏膜表面而产生局麻作用；
2. 浸润麻醉——将局麻药注射于手术区周围组织而产生局麻作用；
3. 传导麻醉——将药物注射于神经干附近，阻滞冲动传导而产生局麻作用；
4. 腰麻——将药物注入腰椎蛛网膜下腔而麻醉脊神经根；
5. 硬膜外麻醉——将药物注入硬脊膜外腔而扩散进入椎间孔并麻醉神经干。

表2–4　常见局麻药的脂溶性及其临床应用

代表药物	脂溶性	表面麻醉	浸润麻醉	传导麻醉	腰麻	硬膜外麻醉
普鲁卡因	小	–	+ + +	+	+	+
利多卡因	中	+	+	+	+	+
丁卡因	大	+ + +	–	+	+	+
应用部位		五官泌尿道	局部手术	四肢口腔	下腹部下肢	上下肢

四、注意事项

1. 少量多次给药——维持局麻、避免吸收中毒；
2. 浸润麻醉时配伍肾上腺素——抑制吸收，延长局麻时间，避免不良反应；
3. 在碱性环境下起效快——在碱性环境下局麻药的脂溶性增加，对组织的穿透力强而起效快；
4. 避免注入血管——失去麻醉作用，极易中毒；
5. 普鲁卡因使用前应皮试并应避免与磺胺类抗菌药配伍应用——普鲁卡因可引起过敏反应，普鲁卡因水解产生的对氨基苯甲酸可对抗磺胺类抗菌药的抗菌作用。

练习题

一、单选题

1. 局麻药的基本作用机制是抑制（　　）。

A. K^+外流　　B. Na^+内流　　C. Cl^-内流　　D. Ca^{2+}内流

2. 极性最大、穿透力最差的局麻药是（　　）。

A. 普鲁卡因　　B. 利多卡因　　C. 丁卡因　　D. 布比卡因

3. 临床应用局麻药时，其注意事项不包括（　　）。

A. 应分次小剂量用药　　B. 多呈酸性，在酸性环境下起效快

C. 避免注入血管　　D. 普鲁卡因易发生过敏反应，使用前应皮试

4. 在血流丰富的组织实行局麻术时，加入少量Adr的目的不包括（　　）。

A. 抑制局麻药吸收　　B. 延长局麻时间

C. 降低局麻药的毒性　　D. 预防过敏反应

二、问答题

1. 简述局麻药的临床应用。

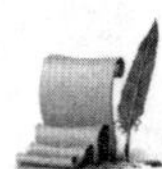

第三篇　作用于中枢神经系统的药物

作用于中枢神经系统的药物作用部位在中枢，故一般脂溶性较高，易透过血脑屏障。中枢神经系统疾病按性质可分为中枢过度兴奋性疾病与中枢过度抑制性疾病，从疾病谱来看，中枢过度兴奋性疾病的发病率远高于中枢过度抑制性疾病，因此，中枢抑制药的种类比较多。

第十二章　全麻药

全麻药即全身麻醉药，是指作用于中枢，使意识、感觉暂时消失而有利于进行外科手术的药物。根据给药途径可分为吸入性麻醉药与静脉麻醉药。

第一节　吸入性麻醉药

一、麻醉分期

第一期（镇痛期）：从使用麻醉药开始到意识消失，大脑皮层受到抑制；

第二期（兴奋期）：皮层下中枢脱抑制而兴奋，呼吸、血压出现波动；

第三期（外科麻醉期）：呼吸与血压平稳，外科麻醉期又分四级，一般手术在二级进行。

第四期（延髓麻醉期）：血压下降，呼吸停止。

第一期与第二期合称麻醉诱导期，乙醚的麻醉诱导期比较长，容易出现麻醉意外，目前常采用诱导麻醉而迅速到达外科手术期，因此上述麻醉分期不甚明显。

二、体内过程

吸入性麻醉药经肺泡——血液——脑组织而发挥作用，药物的脂溶性、吸入气体药物浓度、肺通气量、血/气分配系数、脑/血分配系数等指标决定药物的药动学，上述指标越大，药物越易通过吸入气体、血液而到达脑组织；吸入性麻醉药主要通过与上述相反的过程而排出体外，上述指标越小药物排出越快。

三、作用机制

吸入性麻醉药的作用机制尚无定论，早期认为脂溶性较高的吸入性麻醉药进入体内与脑神经细胞膜结合，干扰磷脂双分子层及蛋白结构而发挥麻醉作用。近年来认为全麻药可干扰离子通道，使神经膜超级化而产生麻醉作用。

四、常用药物

【异氟烷与恩氟烷】

异氟烷与恩氟烷互为同分异构体，麻醉诱导期短，停药后苏醒快；麻醉过程中肌松作用明显，不增加心肌对儿茶酚胺的敏感性；体内代谢量少，反复用药对肝脏无明显不良反应，故二者是目前常用的吸入性麻醉药。

第二节　静脉麻醉药

静脉麻醉药是指将全麻药通过静脉输注的方式产生全身麻醉作用的药物。本类药物起效快、无呼吸道刺激性，但长期用药易蓄积且不易调节麻醉深度，常作为麻醉的辅助用药。

【硫喷妥钠】

硫喷妥钠是超短效巴比妥类药物，脂溶性高而极易进入脑部，麻醉起效快，但维持时间短，主要用于诱导麻醉、基础麻醉等。

【丙泊酚】

丙泊酚起效快、作用时间短，苏醒迅速，无明显蓄积作用。目前常用于诱导麻醉及维持麻醉，特别适用于门诊短期小手术的麻醉。

第三节　复合麻醉

复合麻醉是指同时或先后应用两种以上麻醉药物或其他药物，以获得良好的外科

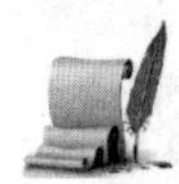

手术条件、降低药物不良反应的用药方式。常见的复合麻醉方式如下。

1. **麻醉前给药**：是指患者手术麻醉前一系列用药方式。

2. **基础麻醉**：给予患者大剂量催眠药使其进入深睡状态，在此基础上进行麻醉。可缓解患者情绪，减少麻醉药用量。

3. **诱导麻醉**：使用诱导期短的硫喷妥钠或氧化亚氮，使患者迅速进入外科麻醉期，然后再用其他药物维持麻醉的用药方式。

4. 低温麻醉：在物理降温的基础上使用氯丙嗪使体温降至较低水平（28~30℃），降低心、脑等生命器官的耗氧量，以便进行心脑血管手术。

5. 控制性降压：加用硝普钠或钙拮抗药使血压适度适时下降，并抬高头部等手术部位，以减少出血。

练习题

一、多选题

1. 作为全麻药，乙醚的优点有（　　　）。

A. 安全性高　　B. 镇痛作用强　　C. 肌松作用完全　　D. 诱导期短

3. 常用的复合麻醉有（　　　）。

A. 麻醉前给药　　B. 基础麻醉　　C. 诱导麻醉　　D. 合用肌松药

4. 给患者施行全麻手术前，可给予的药物有（　　　）。

A. 庆大霉素　　B. 阿托品　　C. 哌替啶　　D. 地西泮

5. 全身麻醉前给药的目的是（　　　）。

A. 缓解患者的紧张情绪　　B. 增强镇痛、肌松等效果

C. 减轻不良反应　　D. 减少全麻药的药量，避免麻醉意外的发生

二、名词解释

血/气分配系数　　复合麻醉　　麻醉前给药　　基础麻醉　　诱导麻醉

第十三章　镇静催眠药

能够使烦躁不安的情绪趋于安定就叫镇静，能诱导进入近似于生理性睡眠就叫催眠。本类药物小剂量镇静，较大剂量催眠，剂量进一步加大可出现抗惊厥、抗癫痫等作用。药物有苯二氮䓬类、巴比妥类及其他镇静催眠药（如水合氯醛）。

第一节　睡眠与睡眠障碍

一、睡眠

睡眠是人及动物的一种自然生理现象，指意识有规律的暂时中止而使体力与精力得到恢复。睡眠不仅是生理现象，也是心理现象。根据脑电波及生理活动把睡眠分为两个睡眠时相，即慢波睡眠与快波睡眠。在慢波睡眠时交感神经兴奋性下降，副交感神经的兴奋性相对提高，机体休整、恢复的能力增强，从而有助于体力的恢复。快波睡眠过程中常有眼球的快速转动，故又称为快动眼睡眠（REMS），此时睡眠变得更深，自主神经出现波动，脑功能活动增加并伴有做梦。快波睡眠时相对大脑的发育、成熟及记忆有重要意义。快波睡眠有代偿现象，有些催眠药可缩短快波睡眠时相，长期用药后突然停药可引起快波睡眠反跳性延长，出现多梦、焦虑和失眠等症状，这也是催眠药形成依赖性的主要原因。

二、睡眠障碍

正常人的睡眠时间随年龄的增加而缩短，新生儿需要18~20小时，老年人为5~7小时，所以老年人睡眠短是正常现象；由于苏醒习惯的不同，有些人苏醒时更靠近快波睡眠而更容易记起梦境，由于快波睡眠时的肌肉抽动、呼吸加快及心血管系统兴奋等导致醒后有疲劳感，这亦属于正常现象。常见的睡眠障碍是指入睡困难、中途觉醒或过早觉醒。

第二节　苯二氮䓬类

地西泮是本类代表药，也是目前临床最常用的镇静、催眠、抗焦虑药。

1. 化学与药动学

苯二氮䓬类（BDZ）有1，4–苯并二氮䓬的基本结构，脂溶性较高而有利于转运，半衰期较长的苯二氮䓬类药物的代谢物一般仍有活性，最后与葡萄糖醛酸结合后排出。

2. 作用与机制

苯二氮䓬类药物与苯二氮䓬受体结合，可促进γ–氨基丁酸（GABA）与其受体的结合，使氯通道开放的频率增加，Cl^-大量内流而引起细胞膜超级化，神经元的兴奋性降低。随剂量的逐渐加大可出现如下作用。

（1）抗焦虑：焦虑是多种精神失常的常见症状，小剂量的苯二氮䓬类药物即可改善

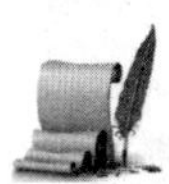

焦虑的症状。

(2) 镇静催眠：随剂量的增加依次出现镇静、催眠作用，可明显缩短入睡时间，延长睡眠时间。

(3) 抗惊厥、抗癫痫：较大剂量苯二氮䓬类药物具有抗惊厥、抗癫痫作用。

(4) 中枢性肌松作用：苯二氮䓬类药物可通过中枢作用而降低肌紧张，缓解脑损伤所引起的肌肉僵直。

3. 应用与疾病

(1) 焦虑症：对持续性焦虑与间断性焦虑可选择半衰期不同的苯二氮䓬类药物治疗。

(2) 失眠症：苯二氮䓬类药物已成为治疗失眠症的常用药，可根据睡眠的具体情况选药，如入睡困难可选短效药，睡眠持续障碍可选中、长效药。

(3) 麻醉前给药：苯二氮䓬类药物麻醉前给药的目的是：① 手术前夜给药使患者休息好；② 麻醉前给药消除患者紧张情绪；③ 使患者在手术前产生短暂记忆缺失，对手术前恐惧感觉不复记忆，从而有利于术后恢复；④ 减少麻醉药用量，避免麻醉意外。

(4) 惊厥与癫痫：地西泮、三唑仑在临床上是多种原因所致惊厥的辅助治疗药物。地西泮采用静脉注射是治疗癫痫持续状态的首选药。

(5) 缓解肌紧张：可缓解由中枢神经系统疾病与外周局部病变引起的肌肉痉挛。

4. 不良反应与禁忌证

苯二氮䓬类药物安全范围较大，但长期用药亦可产生一系列不良反应，具体见巴比妥类镇静催眠药。

第三节　巴比妥类

1. 化学与药动学

巴比妥类镇静催眠药是巴比妥酸的衍生物，巴比妥酸无中枢作用，但其C_5上的两个氢原子被不同基团取代后衍生出一系列镇静催眠药，取代基在一定程度上决定了本类药物的药动学与药效学特点。见表3-1。

2. 作用与应用

巴比妥类药物与巴比妥酸结合位点结合，可促进γ-氨基丁酸（GABA）与其受体的结合，使氯通道开放的时间延长，Cl^-大量内流，引起细胞膜超级化而产生中枢抑制作用。巴比妥类药物具有明显的量效关系，随剂量的增加逐渐出现镇静、催眠、抗惊厥、抗癫痫、麻醉等作用。由于不良反应等原因，本类药物目前主要用于治疗惊厥与癫痫，

表3-1 巴比妥类镇静催眠药的理化性质与药理学特点

分类	药物	C_5取代基	脂溶性	起效快慢	$t_{1/2}$长短	临床应用
长效	苯巴比妥	H与苯环	+	+	++++	惊厥、癫痫
中效	戊巴比妥	碳长链	++	++	+++	失眠（少用）
	异戊巴比妥	碳长链有分支				
短效	司可巴比妥	有双键	+++	+++	++	惊厥、失眠（少用）
超短效	硫喷妥钠	S取代C_2的O	++++	++++	+（二次分布）	静脉麻醉

肌肉或静脉注射用于多种原因引起的惊厥以及癫痫大发作或癫痫持续状态。此外，静脉滴注硫喷妥钠用于诱导麻醉和基础麻醉。

3. 不良反应与禁忌证

（1）耐受性：巴比妥类药物是肝药酶的诱导剂，加速自身代谢而使其疗效降低，产生耐受性。苯二氮䓬类在长期用药过程中亦可产生耐受性。

（2）依赖性：巴比妥类药物能明显缩短快动眼睡眠（REMS），停药后易引起反跳现象而促使患者继续用药。苯二氮䓬类对REMS影响较小，不易形成依赖性。

（3）后遗效应：巴比妥类药物使用催眠剂量后可出现困倦、嗜睡、精神不振等后遗效应。苯二氮䓬类亦有上述“宿醉”现象。

（4）安全性：巴比妥类药物的安全范围较小，剂量过大可引起急性中毒，而深度呼吸抑制是死亡的直接原因，静滴碳酸氢钠与呋塞米可加速药物的排泄。苯二氮䓬类安全范围较大，但静注过快亦可引起中毒反应，抢救时可用苯二氮䓬受体拮抗剂氟马西尼。

注：与巴比妥类药物相比，苯二氮䓬类药物不良反应较轻，但长期使用亦可出现上述不良反应。

练习题

一、单选题

1. 使用苯二氮䓬类药物，觉醒后可出现困倦、嗜睡、精神不振等症状，在临床上被称为（　　）。

A. 老年痴呆症　　B. 戒断症状　　C.“宿醉”现象　　D. 锥体外系反应

2. 苯二氮䓬类药物的作用机制是（　　）。

A. 影响中枢α受体　　B. 影响中枢胆碱受体

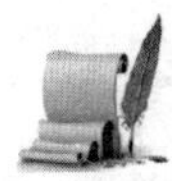

C. 影响中枢多巴胺受体　　D. 影响中枢γ-氨基丁酸受体

3. 静脉注射司可巴比妥速度过快时，最易引起的不良反应是（　　）。

A. 惊厥　　B. 心跳加快　　C. 血糖升高　　D. 呼吸暂停

4. 巴比妥类药物急性中毒时，可静滴（　　），加快药物排泄。

A. 氢氧化钙　　B. 碳酸氢钠　　C. 维生素C　　D. 氯化铵

5. 巴比妥类催眠药禁用于（　　）患者。

A. 术前病人恐惧不安　　B. 甲亢病人兴奋失眠

C. 高血压病人精神紧张　　D. 肺功能不全烦躁不安

6. 苯巴比妥产生耐受性的主要原因是（　　）。

A. 受体下调　　B. 肝脏代谢加速　　C. 肾脏排泄加速　　D. 机体敏感性降低

7. 巴比妥类与苯二氮䓬类相比较，（　　）作用后者不明显。

A. 抗焦虑　　B. 镇静催眠　　C. 抗惊厥、抗癫痫　　D. 麻醉

8. 巴比妥类药物易产生依赖性的原因是（　　）。

A. 缩短慢波睡眠　　B. 延长慢波睡眠

C. 缩短快波睡眠　　D. 延长快波睡眠

9. 苯巴比妥钠临床常用于治疗（　　）。

A. 癫痫大发作　　B. 失眠症　　C. 焦虑症　　D. 麻醉前给药

10. 起效最快的巴比妥类药物是（　　）。

A. 苯巴比妥　　B. 戊巴比妥　　C. 司可巴比妥　　D. 硫喷妥

二、多选题

1. 地西泮的不良反应有（　　）。

A. 嗜睡、头昏、乏力　　B. 大剂量可产生共济失调

C. 长期应用可产生耐受性、依赖性　　D. 帕金森综合征

2. 地西泮的药理作用有（　　）。

A. 抗焦虑　　B. 镇静催眠　　C. 抗惊厥、抗癫痫　　D. 麻醉

3. 与地西泮药理作用机理相关的物质是（　　）。

A. PABA　　B. GABA　　C. 氯离子　　D. 苯二氮䓬受体

4. 在临床上，苯二氮䓬类镇静催眠药有效的是（　　）。

A. 高热惊厥　　B. 子痫惊厥　　C. 破伤风惊厥　　D. 药物中毒引起的惊厥

5. 巴比妥类镇静催眠药常见的不良反应有（　　）。

A. 后遗效应　　B. 耐受性　　C. 依赖性　　D. 过敏反应

三、问答题

1. 简述苯二氮䓬类镇静催眠药的药理作用及其作用机制。

2. 简述巴比妥类镇静催眠药的不良反应及其产生的主要原因。

3. 从药理作用、作用机制与临床应用等方面，对比阐述苯二氮䓬类与巴比妥类镇静催眠药的主要不同之处。

第十四章　抗癫痫药与抗惊厥药

第一节　抗癫痫药

一、概述

癫痫是由脑部异常放电并向周围扩散而引起大脑功能短暂失调的综合征。根据临床表现可分为局限性发作和全身性发作，典型而常见的是癫痫大发作。抗癫痫药主要作用是抑制异常放电或遏制异常放电向周围扩散，其作用机制主要是抑制神经元细胞膜Na^+、Ca^{2+}离子通道，增强中枢抑制性神经元的功能（如γ-氨基丁酸能神经元）；抑制中枢兴奋性神经元的功能（如谷氨酸能神经元）等。

二、常用抗癫痫药

抗癫痫药各有特点，如卡马西平是癫痫精神运动性发作的常用药，偶可引起共济失调、眩晕、甚至再生障碍性贫血、粒细胞减少等不良反应；丙戊酸钠属于广谱抗癫痫药，对各种癫痫都有效，但有明显的肝毒性；乙琥胺是治疗癫痫小发作（失神性发作）的首选药，但对其他类型的癫痫无效；地西泮是治疗癫痫持续状态的首选药。下面重点介绍苯妥英钠。

【苯妥英钠】

1. 化学与药动学

苯妥英钠（PHT）是一种弱酸，其钠盐呈强碱性，口服吸收不规则，血浆蛋白结合率与消除个体差异大，而安全范围又小，最好在监测血药浓度的基础上个体化给药。

2. 作用机制与应用

PHT主要通过抑制Na^+内流而稳定细胞膜，遏制异常放电扩散而抗癫痫。

（1）癫痫：PHT是治疗癫痫大发作和局限性发作的首选药。

（2）外周神经痛：三叉神经痛、坐骨神经痛等。

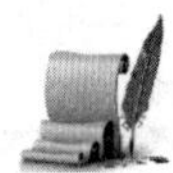

（3）心律失常：（见第二十六章）。

3. 不良反应与禁忌证

（1）局部刺激：PHT碱性较强，有胃肠道刺激性。

（2）牙龈增生：长期用药可引起，停药可自行消退。

（3）造血系统：长期用药可致叶酸缺乏，发生巨幼红细胞性贫血，宜用甲酰四氢叶酸治疗。

（4）骨骼系统：诱导肝药酶而加速维生素D代谢，长期使用可致低血钙、佝偻病样改变或骨软化病，可用维生素D预防。

（5）神经系统反应：为药量过大引起的中毒反应。

（6）过敏反应：可见皮疹，血象异常等。

第二节　抗惊厥药

惊厥是多种疾病或药物中毒引起中枢神经系统过度兴奋、全身骨骼肌不自主强烈收缩的症状。常用抗惊厥药包括部分巴比妥类与苯二氮䓬类镇静催眠药。

【硫酸镁】

硫酸镁由于口服不吸收，滞留于胃肠道，刺激十二指肠黏膜，反射性地引起总胆管括约肌松弛、胆囊收缩，发挥利胆作用；肠内容物渗透压升高，抑制水分吸收，肠内容物流动性增强，刺激肠道，发挥渗透性泻下作用。

静脉滴注硫酸镁，Mg^{2+}在生理上可拮抗Ca^{2+}，抑制神经递质的释放并产生肌松作用，临床上可用于治疗惊厥、高血压危象等。但由于硫酸镁个体差异大，安全范围小，用药过程中易发生中毒反应，故注射用药已少用。

练习题

一、单选题

1. 减少Na^+内流而稳定神经细胞膜，属于乙内酰脲类抗癫痫药的是（　　）。

A. 卡马西平　　B. 苯妥英钠　　C. 丙戊酸钠　　D. 苯巴比妥

2. 丙戊酸钠的严重毒性是（　　）。

A. 再生障碍性贫血　　B. 肝毒性　　C. 肾毒性　　D. 过敏反应

3. 苯妥英钠的临床适应证不包括（　　）。

A. 癫痫大发作　　B. 神经疼痛综合征　　C. 心律失常　　D. 惊厥

4. 治疗癫痫大发作的首选药是（　　）。

A. 苯妥英钠　　B. 丙戊酸钠　　C. 乙琥胺　　D. 卡马西平

5. 癫痫持续状态的首选药是（　　）。

A. 丙戊酸钠　　B. 卡马西平　　C. 苯妥英钠　　D. 地西泮

6. 硫酸镁对（　　）无效。

A. 高血压危象　　B. 惊厥　　C. 肾绞痛　　D. 便秘

二、问答题

1. 简述苯妥英钠的不良反应。

第十五章　抗精神失常药

精神失常是由多种原因引起的感情、情绪、行为、思维活动失去常态的一大类疾病，主要包括：精神分裂症——是指患者的精神活动和行为与客观现实相脱离的精神疾病；抑郁症——以患者的情感、行为等活动过度低下为主要特征，已成为现代社会的常见病。躁狂症——以情绪高涨，联想敏捷，活动增多为主要特征；焦虑症——属于神经官能症的一种，表现为紧张、忧虑、激动、失眠及自主神经症状（如出汗、心血管反应等）。

第一节　抗精神分裂症药

一、概述

目前临床上使用的抗精神分裂症药对妄想、幻觉、行为异常等阳性症状疗效好，故又称为神经安定药。本类药物按化学结构分为吩噻嗪类、硫杂蒽类、丁酰苯类及其他药物。

二、作用机制

精神分裂症与中枢多巴胺(DA)神经通路功能亢进有关。中枢有四条多巴胺神经通路：

中脑-边缘系统DA通路：与感情、情绪等精神活动有关。

中脑-皮质系统DA通路：与认知、思维、推断有关。

黑质-纹状体DA通路：该通路主要与锥体外系活动有关，锥体外系主要由多巴胺神

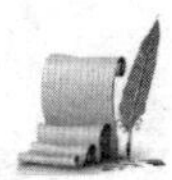

经通路与胆碱能神经通路共同调节，当多巴胺神经通路低下或/和胆碱能神经通路亢进时，可出现胆碱能神经亢进的症状，如帕金森综合征样症状等；当多巴胺神经通路亢进或/和胆碱能神经通路低下时，可出现多巴胺神经通路亢进的症状，如多动症。

结节–漏斗DA通路：主要与内分泌功能如性激素、皮质激素等有关。

多数抗精神分裂症药与阻滞中脑–边缘、中脑–皮质系统DA通路的D_2样受体有关，而阻滞黑质–纹状体、结节–漏斗DA通路的D_1样、D_2样受体而产生副作用。

三、常用抗精神分裂症药

氯普噻吨对伴有抑郁、焦虑症状的精神分裂症及更年期精神病有较好的疗效。氯氮平属于苯二氮䓬类新型抗精神病药，对脑内5–HT受体与DA受体有较强的阻滞作用，属于广谱神经安定药，在治疗精神分裂症的过程中几无锥体外系反应，但可引起粒细胞减少症而不作为首选药。下面重点介绍氯丙嗪。

【氯丙嗪】

氯丙嗪是吩噻嗪类药物中应用最广、最具代表性的抗精神病药。

1. 化学与药动学

吩噻嗪是由硫、氮联结两个苯环而成的三环结构。氯丙嗪脂溶性高，体内分布范围广，脑部浓度是血药浓度的10以上，经肝代谢从肾排出，不同个体血药浓度相差10以上，剂量宜个体化。

2. 作用与机制

（1）**中枢作用**

① 抗精神病作用：精神分裂症患者服用氯丙嗪后能迅速控制兴奋烦躁状态，消除幻想、妄想等症状，减轻思维障碍，生活自理。氯丙嗪主要通过阻滞中脑–边缘系统、中脑–皮质系统DA能神经通路D_2样受体而发挥抗精神病作用。

② 镇吐：小剂量氯丙嗪可阻滞催吐化学感受区D_2受体，大剂量氯丙嗪直接抑制呕吐中枢而具有较强的镇吐作用；但对刺激前庭引起的呕吐无效。此外，氯丙嗪抑制呃逆调节中枢而对顽固性呃逆有效。

③ 影响体温调节：氯丙嗪抑制下丘脑体温调节中枢，使体温随环境温度的变化而变化。如果环境温度下降，体温随之而下降，故配合物理降温，可使发热体温下降，而且可使正常体温下降（即降温）。

④ 加强中枢抑制药的中枢抑制作用：氯丙嗪与中枢抑制药配伍使用时，其中枢抑制作用有协同增强作用，故应适当减少用量。

（2）**其他作用**

① 阻滞α受体——氯丙嗪通过阻滞α受体及其他机制而扩张血管，降低血压，亦可翻转肾上腺素的升血压作用。

② 阻滞M受体——具有阿托品样作用。

③ 阻滞结节-漏斗DA通路的D_2受体——抑制垂体激素并进一步抑制性激素与糖皮质激素的合成与释放。

④ 阻滞黑质-纹状体DA通路——使纹状体胆碱能神经通路亢进而出现锥体外系反应。

上述其他作用一般构成了氯丙嗪的不良反应。

3. 应用与疾病

(1) 精神分裂症：氯丙嗪是治疗精神分裂症的常用药，对Ⅰ型精神分裂症及其他伴有兴奋躁动、幻觉妄想为主的精神病有效，但不能根治，需要长期用药；对Ⅱ型精神分裂症无效。

(2) 呕吐、呃逆：氯丙嗪对药物或疾病引起的呕吐有效，但对晕动症呕吐无效；此外对顽固性呃逆亦有效。

(3) 低温麻醉与人工麻醉：使用氯丙嗪并配合物理降温用于低温麻醉。在治疗严重创伤、感染性休克、高热惊厥、甲亢危象等急危重疾病过程中，可使用冬眠合剂（氯丙嗪、异丙嗪和哌替啶）使患者的体温以及基础代谢率下降，增强机体对缺氧的耐受性、减轻机体对损伤性刺激的反应，有利于机体度过危险期，并为进一步治疗争取时间。

4. 不良反应与禁忌证

(1) 一般不良反应：氯丙嗪抑制中枢、阻滞M受体与α受体，产生较轻的不良反应。

(2) 锥体外系反应：锥体外系反应是长期大剂量应用氯丙嗪最常见的副作用，临床上主要表现为①帕金森综合征，②静坐不能，③急性肌张力障碍，④迟发性运动障碍。前三种情况是由于氯丙嗪阻滞黑质-纹状体DA能神经通路D_2样受体，使胆碱能神经通路偏亢而引起，可用中枢抗胆碱药如苯海索来防治；第四种情况常在减药、停用氯丙嗪时出现，可能是长期使用氯丙嗪导致DA受体上调所致。

(3) 内分泌紊乱：氯丙嗪阻滞结节-漏斗DA通路而导致内分泌功能紊乱。

(4) 惊厥、癫痫。

(5) 过敏反应。

(6) 急性中毒：剂量过大可引起急性中毒，出现的低血压可用去甲肾上腺素来抢救，但不能用肾上腺素，以免引起血压进一步下降；预防可用麻黄碱。

(7) 禁忌证：癫痫病史、昏迷患者及严重肝功能损害者禁用。

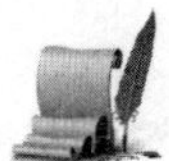

第二节　抗抑郁症药

一、概述

抑郁症是以心境异常与行为异常为主要临床表现的心境障碍性疾病，是现代社会的常见病。抗抑郁症药物种类较多，主要是通过提高脑内单胺能神经功能而发挥治疗作用，如单胺（NA、5-TH）再摄取抑制药、单胺氧化酶抑制药等。

二、常用抗抑郁症药

【丙咪嗪】

丙咪嗪属于三环类非选择性单胺再摄取抑制药，主要通过抑制脑内神经元对NA、5-HT的再摄取而发挥抗抑郁作用，临床上对各种抑郁症均有效。

【氟西汀】

氟西汀是目前临床使用较为广泛的抗抑郁症药物之一，主要通过抑制中枢神经元对5-HT的再摄取而发挥抗抑郁作用，临床上对各种抑郁症均有效。

第三节　抗躁狂症药

抗躁狂症药又称心境稳定剂，前面介绍的氯丙嗪、氯氮平等药物对躁狂症有效，但目前临床治疗躁狂症仍以碳酸锂为主。

【碳酸锂】

碳酸锂的安全范围小，使用时应监测血药浓度。治疗量的碳酸锂对躁狂症有明显的疗效，但作用机制尚未明确。

练 习 题

一、单选题

1. 氯丙嗪对（　　）引起的呕吐无效。

A. 吗啡　　B. 放射病　　C. 癌症　　D. 运动病

2. 氯丙嗪在临床上治疗精神分裂症时最常见的不良反应是（　　）。

A. 椎体外系反应　　B. 体位性低血压　　C. 内分泌紊乱　　D. 过敏反应

3. 氯丙嗪治疗精神分解症时常引起帕金森氏综合征，可合用（　　）来防治。

A. 左旋多巴　B. 苯海索　C. 地西泮　D. 新斯的明

4. 氯丙嗪引起的锥体外系反应是由于阻滞了（　）DA通路。

A. 黑质-纹状体　B. 中脑-边缘　C. 中脑-皮质　D. 结节-漏斗

5. 碳酸锂临床上主要用于治疗（　）。

A. 精神分裂症　B. 躁狂症　C. 抑郁症　D. 焦虑症

6. 丙咪嗪可用于治疗（　）。

A. 癫痫　B. 精神分裂症　C. 躁狂症　D. 抑郁症

7. 属于选择性5-HT再摄取抑制剂的是（　）。

A. 丙咪嗪　B. 氟西汀　C. 米氮平　D. 碳酸锂

8. 患者来药房咨询，说最近服药后体重有所增加，可能是（　）。

A. 二甲双胍　B. 辛伐他汀　C. 米氮平　D. 阿司匹林

二、多选题

1. 氯丙嗪的药动学特点有（　）。

A. 口服易吸收　B. 首过效应明显

C. 脑脊液中浓度高　D. 主要经肝代谢

2. 氯丙嗪的作用广泛而复杂，这与其阻断下列那些受体有关（　）。

A. DA受体　B. α受体　C. M受体　D. N受体

3. 氯丙嗪在调节体温的过程中，其特点有（　）。

A. 抑制下丘脑体温调节中枢　B. 体温随环境温度的变化而变化

C. 可用于高热惊厥和人工冬眠　D. 对正常体温降温更快

4. "黑质-纹状体"多巴胺通路异常可引起（　）。

A. 帕金森综合征　B. 多动症　C. 精神分裂症　D. 抑郁症

三、问答题

1. 简述氯丙嗪的中枢作用及其临床应用。

2. 简述氯丙嗪引起的锥体外系反应临床表现及其机制。

3. 简述氯丙嗪中毒引起低血压的机制，能不能用肾上腺素来抢救，为什么？

第十六章　治疗中枢神经系统退行性疾病药

中枢神经系统退行性疾病是以神经细胞发生退行性病理学改变为共同特征的疾病总

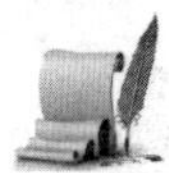

称，主要包括帕金森病、阿尔茨海默病、亨廷顿病、肌萎缩侧索硬化症等，同时伴有不同程度的脑功能障碍。随着老龄社会的来到，好发于中老年人的帕金森病与阿尔茨海默病已成为严重影响人类健康和生存质量的重大疾病。

第一节　抗帕金森病药

一、概述

帕金森病又称震颤麻痹，主要是锥体外系功能紊乱而引起的中枢神经系统退行性疾病，其典型的症状是静止性震颤、肌强直、运动徐缓与共济失调。帕金森病的病因学说较多，目前普遍认可的是多巴胺缺失学说，该学说认为黑质-纹状体多巴胺能神经通路功能减退，致使胆碱能神经通路相对占优势，两种神经通路的平衡失调而引起帕金森病。在治疗上，可通过提高脑内多巴胺能神经通路的兴奋性或减低胆碱能神经通路的兴奋性，缓解帕金森病的症状。

二、拟多巴胺类药物

【左旋多巴】

1. 化学与药动学

口服左旋多巴能透过血脑屏障到达中枢的只占1%，因为口服左旋多巴的生物利用度较低，吸收的左旋多巴在外周可被左旋芳香族氨基酸脱羧酶（AADC）迅速转化为多巴胺（DA），而DA不能透过血脑屏障，但滞留在外周的DA可引起不良反应。所以可与外周AADC抑制剂（如卡比多巴）配伍使用，抑制外周左旋多巴的转化而减少不良反应，促进左旋多巴进入中枢而提高疗效。

2. 作用与机制

进入脑组织的左旋多巴经AADC转化为DA，提高黑质-纹状体多巴胺能神经通路的兴奋性而治疗帕金森病。

3. 应用与疾病

（1）帕金森病：临床上约有75%的帕金森病患者用药后可获得明显疗效。左旋多巴起效慢，对轻症或年轻患者疗效好，特别是对肌肉僵直、运动困难的改善作用强。

（2）肝昏迷（肝性脑病）：进入脑组织的左旋多巴转化为多巴胺后进一步转化为NA，纠正神经功能紊乱，可促使急性肝功能衰竭所致肝昏迷病人苏醒。

4. 不良反应

左旋多巴的不良反应大多是由其转化的DA引起，常见的不良反应有胃肠道反应、心血管反应、精神障碍、运动障碍以及症状波动等。

【卡比多巴】

卡比多巴不能透过血脑屏障而仅抑制外周AADC，与左旋多巴合用后，减少左旋多巴在外周的代谢而减轻不良反应，促进左旋多巴进入中枢而提高疗效。临床上卡比多巴是左旋多巴治疗帕金森病的重要辅助药。

【金刚烷胺】

金刚烷胺具有抗病毒作用而用于预防流感，后来发现有抗帕金森病作用，其主要作用机制是促进黑质-纹状体多巴胺能神经末梢释放DA。

三、中枢性M胆碱受体阻滞药

【苯海索】

苯海索通过阻滞中枢胆碱能神经通路而治疗帕金森病，对震颤效果好。苯海索对氯丙嗪等引起的锥体外系反应有效。

第二节 治疗阿尔茨海默病药

一、概述

阿尔茨海默病（AD）是痴呆的常见类型，表现为进行性记忆力减退与认知障碍，其病理基础是脑萎缩，主要功能基础是基底前脑、海马的胆碱能神经功能降低，而增强中枢胆碱能神经功能即可有效治疗AD，包括中枢胆碱酯酶抑制药、突触后膜M_1受体激动药等。

二、常用治疗阿尔茨海默病药

中枢胆碱酯酶抑制药是目前临床治疗AD的常用药，包括多奈哌齐及利凡斯的明；其他药物如：加兰他敏可竞争性抑制AchE而成为较安全的治疗AD的药物，美曲膦酯（敌百虫）是通过抑制AchE而治疗AD的前体药物。NMDA（N-甲基-D-天门冬氨酸）受体拮抗药美金刚是治疗中、晚期重症AD的药物。

【多奈哌齐】

多奈哌齐具有良好的药动学，口服生物利用度100%，代谢物亦有活性，半衰期长，一日只需口服一次。多奈哌齐属于第二代中枢胆碱酯酶抑制药，对中枢胆碱酯酶有更高的选择性而不良反应较轻，提高中枢Ach的含量而治疗轻、中度AD。

【利凡斯的明】

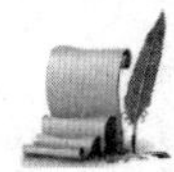

利凡斯的明属于第二代中枢胆碱酯酶抑制药，可改善AD患者胆碱能神经介导的认知功能障碍，是本类药物中唯一对日常生活中的认知行为与综合能力有显著改善的药物，临床上适用于伴有心、肝、肾等疾病的AD患者。

第三节　改善脑功能及抗记忆障碍药

一、概述

脑功能改善药可改善脑血液循环，补充脑发育的营养物质，促进脑组织新陈代谢，对神经细胞的发育及轴突的生成有促进作用。目前改善脑功能及抗记忆障碍药有酰胺类中枢兴奋药、中枢胆碱酯酶抑制药等。中枢胆碱酯酶抑制药前面已有介绍，此节重点介绍酰胺类中枢兴奋药。

二、酰胺类中枢兴奋药

酰胺类中枢兴奋药主要包括吡拉西坦、茴拉西坦、奥拉西坦等。本类药物可作用于大脑皮层，激活、保护和修复神经细胞，提高大脑对磷脂和氨基酸的利用，促进蛋白质合成，从而改善脑损伤，提高学习与记忆能力。临床用于脑外伤、脑动脉硬化及脑血管病等所致的记忆及思维功能障碍。

练 习 题

一、单选题

1. 大多数学者公认的帕金森病病因是（　　）学说。

A. 自由基　　B. 兴奋性神经毒性　　C. 多巴胺缺失　　D. 线粒体功能障碍

2. 左旋多巴在治疗帕金森病的过程中，须进入中枢并生成（　　）才能发挥治疗作用。

A. 右旋多巴　　B. 卡比多巴　　C. 多巴胺　　D. 多巴酚丁胺

3. 在治疗帕金森病过程中，可明显提高左旋多巴疗效的是（　　）。

A. 多巴胺　　B. 右旋多巴　　C. 卡比多巴　　D. 消旋多巴

4. 通过阻滞中枢胆碱能神经通路而治疗帕金森病的是（　　）。

A. 苯海索　　B. 左旋多巴　　C. 卡比多巴　　D. 金刚烷胺

5. 下列药品中，属于酰胺类的脑功能改善及抗记忆障碍药物是（　　）。

A. 石杉碱甲　　B. 胞磷胆碱　　C. 利斯的明　　D. 吡拉西坦

第十七章　镇痛药

疼痛是机体对损伤性刺激的一种保护反应。疼痛是一种生理过程，外周的痛觉感受器受到损伤性刺激后才能感受到疼痛（即痛感觉），根据性质把疼痛分为快通和慢痛，外伤以快通为主，炎症以慢痛为主。疼痛是一种心理过程，人的情绪、心理状态对损伤性刺激的痛反应（包括躯体运动性反应、内脏植物性反应以及伴随而来的情绪反应）有明显的影响，充满正能量的积极、主动的心态使人对疼痛、特别是痛反应有一定的缓解作用。

从疼痛的治疗来看，严重的创伤、烧伤、手术及癌症晚期等引起的剧烈疼痛，一般用镇痛药，炎症性疼痛一般用解热镇痛抗炎药，内脏平滑肌痉挛引起的疼痛用平滑肌解痉药。

镇痛药可分为阿片生物碱类镇痛药、人工合成镇痛药以及其他镇痛药。

第一节　阿片生物碱类镇痛药

阿片是罂粟未成熟蒴果浆汁的干燥物，含有吗啡、可待因、罂粟碱等20余种生物碱。

【吗啡】

1. 化学与药动学

吗啡脂溶性较低，首关效应明显，生物利用度较低，故常注射给药。进入体内后仅有少量通过血脑屏障，但足以发挥中枢作用。吗啡在肝内的代谢物吗啡-6-葡萄糖醛酸具有更强的药理活性。主要经肾脏排泄，也有少量通过乳汁和胆汁排泄。

2. 作用与机制

（1）**中枢作用**

① 镇静、镇痛作用：吗啡镇痛的特点有，A. 作用强大，对各种疼痛都有效；B. 效价高，皮下注射5~10mg即有效；C. 持续时间长，可维持4~6小时；D. 镇静与欣快感有助于镇痛。

吗啡的镇痛作用其实是增强了机体自身的抗痛系统。痛觉冲动向中枢传递过程中要

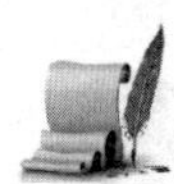

更换神经元，中间神经元释放的脑啡肽可激动突触前、后膜上的阿片受体（有μ、κ、δ三类亚型），抑制突触前膜Ca^{2+}内流而抑制递质的释放，产生突触前抑制，促进突触后膜K^{+}外流而使突触后膜超级化，从而抑制痛觉冲动向中枢的传递，产生镇痛作用。吗啡可直接兴奋阿片受体，使突触后膜超级化并产生突触前抑制，从而抑制痛觉冲动向中枢的传递，缓解甚至消除疼痛。

② 抑制呼吸：吗啡能抑制呼吸调节中枢，降低呼吸中枢对CO_2的敏感性，使呼吸频率减慢。呼吸抑制是吗啡中毒致死的主要原因。

③ 镇咳：吗啡能直接抑制咳嗽中枢，镇咳作用强但易成瘾，故临床上多用可待因代替。

④ 催吐：吗啡兴奋延髓催吐化学感受区而产生催吐作用。

⑤ 缩瞳：吗啡兴奋支配瞳孔的副交感神经而使瞳孔缩小，中毒时可致针尖样瞳孔。

(2) 外周作用

① 平滑肌：吗啡对内脏平滑肌总的作用是：提高平滑肌张力，抑制平滑肌运动。A. 对胃肠道，兴奋胃肠道平滑肌，提高肌张力，但抑制肠蠕动，肠内容物传输速率减慢，可引起便秘；B. 对胆道，使胆道奥狄括约肌收缩，可诱发胆绞痛；C. 对膀胱，提高膀胱括约肌张力，可引起尿潴留；D. 对子宫，降低子宫张力，延长产程，故分娩止痛禁用；E. 大剂量可使支气管平滑肌收缩，诱发或加重哮喘。

② 心血管系统：吗啡扩张血管等作用可引起体位性低血压，

③ 免疫系统：吗啡对细胞免疫与体液免疫有普遍的抑制作用。

3. 应用与疾病

(1) 疼痛：吗啡对各种原因引起的疼痛均有效，但因易成瘾，故仅用于严重创伤、烧伤、手术、癌症晚期等引起的剧痛。对胆绞痛、肾绞痛应与阿托品配伍可获得满意疗效。

(2) 心源性哮喘：左心衰引起肺淤血，肺组织间液增加而进一步引起肺水肿，肺换气障碍、全身缺氧而诱发心源性哮喘，呼吸快而浅并伴有咳嗽等症状。在综合治理的基础上静脉注射吗啡可获得较好的疗效，其机制是：① 吗啡扩张血管，减少静脉回心血量并降低外周阻力而增加心输出量，减轻心脏前、后负荷，缓解肺淤血并有助于消除肺水肿；② 吗啡降低呼吸中枢对CO_2的敏感性，使快而浅的呼吸变得慢而深，提高换气效率；③ 吗啡的镇静、欣快感有助于缓解患者焦虑、躁动的情绪；④ 吗啡具有镇咳作用，可缓解心源性哮喘的咳嗽症状，但痰液过多者禁用。

(3) 腹泻：可用于减轻急、慢性消耗性腹泻。

(4) 咳嗽：吗啡镇咳作用强但易成瘾，故常用可待因替代。

4. 不良反应与禁忌证

（1） 一般反应：胃肠道反应、体位性低血压等。

（2）耐受性：阿片类药物长期用药后疗效逐渐降低，需加大剂量才能获得疗效。

（3）依赖性：长期使用吗啡可产生精神依赖性与躯体依赖性，这与吗啡兴奋蓝斑核阿片受体有关。

（4）急性中毒：主要表现为昏迷、针尖样瞳孔、呼吸高度抑制、血压下降。呼吸麻痹是吗啡中毒致死的主要原因。吗啡中毒的特殊解毒药是纳洛酮。

（5）禁忌证：分娩止痛与哺乳妇女、支气管哮喘与肺心病、颅脑损伤等。

【可待因】

可待因在体内有10%转化为吗啡，其药理作用及成瘾性与吗啡相似但较弱，在临床上主要用于治疗干咳。

第二节 其他镇痛药

【哌替啶】

哌替啶主要激动μ型阿片受体，作用与吗啡相似但较弱，具有镇静、镇痛及抑制呼吸等药理作用。哌替啶是目前临床上应用最广的人工合成镇痛药，① 可治疗各种剧痛，但内脏绞痛需配伍阿托品；② 心源性哮喘，机制同吗啡；③ 麻醉前给药，镇痛、缓解患者紧张情绪并可减少麻醉药用量；④ 人工冬眠，与氯丙嗪、异丙嗪组成冬眠合剂，降低体温而降低基础代谢率。

喷他佐辛可激动κ受体、拮抗μ受体，主要用于慢性疼痛，已列入非麻醉性镇痛药。

罗通定是延胡索乙素（消旋四氢巴马丁）的左旋体（左旋四氢巴马丁），可阻滞中枢多巴胺受体，具有镇静、安定、镇痛和中枢性肌松作用。临床上可用于治疗头痛、内脏钝痛等。

第三节 阿片受体拮抗剂

纳洛酮、纳曲酮是阿片受体拮抗剂，正常人使用一定剂量无明显药理作用，但对阿片成瘾的患者可迅速诱导出戒断症状，故用于阿片成瘾的鉴别诊断。此外，纳洛酮、纳曲酮是阿片类药物中毒的特殊解毒药。

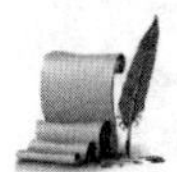

练习题

一、单选题

1. 吗啡中毒的特殊解毒药是（　　）。

A. 阿托品　B. 去甲肾上腺素　C. 纳洛酮　D. 尼可刹米

2. 吗啡的中枢作用不包括（　　）。

A. 镇痛　B. 镇咳　C. 止吐　D. 止泻

3. 下列镇痛药中成瘾性最小的是（　　）。

A. 哌替啶　B. 喷他佐新　C. 芬太尼　D. 吗啡

4. 哌替啶比吗啡临床应用较多的原因是（　　）。

A. 无致便秘作用　B. 催吐作用较轻　C. 镇痛作用强　D. 成瘾性较轻

5. 哌替啶的适应证不包括（　　）。

A. 手术后疼痛　B. 创伤性疼痛　C. 内脏绞痛　D. 颅脑损伤疼痛

6. 吗啡可用于治疗（　　）。

A. 分娩疼痛　B. 便秘　C. 心源性哮喘　D. 颅内压升高

7. 我国将吗啡列为严格管制药品，其原因是（　　）。

A. 药物依赖性　B. 抑制呼吸　C. 免疫抑制　D. 中枢抑制

8. 吗啡镇痛的作用机制主要是（　　）。

A. 抑制中枢前列腺素的合成　B. 阻滞痛觉神经冲动的传导

C. 抑制中枢神经系统，引起痛觉消失　D. 抑制致痛物质的合成

9. 吗啡中毒致死的主要原因是（　　）。

A. 昏迷　B. 血压下降　C. 呼吸麻痹　D. 针尖样瞳孔

10. 吗啡与阿托品合用治疗胆绞痛时，可抑制胃肠蠕动，易引起（　　）。

A. 低血压　B. 便秘　C. 多汗　D. 哮喘

二、多选题

1. 哌替啶的临床适应症有（　　）。

A. 剧痛　B. 心源性哮喘　C. 麻醉前给药　D. 人工冬眠

2. 吗啡的不良反应有（　　）。

A. 锥体外系反应　B. 体位性低血压　C. 成瘾性　D. 急性中毒

3. 吗啡急性中毒时抢救措施有（　　）。

A. 人工呼吸　B. 吸氧　C. 静脉注射纳络酮　D. 注射尼可刹米

4. 吗啡致便秘是一个综合作用，包括（　　）。

A. 提高平滑肌张力，抑制胃肠道蠕动　B. 抑制消化液的分泌

C. 抑制中枢，便意迟钝　　　　　　D. 抑制肠道对水、钠的吸收

5. 吗啡急性中毒时的特征有（　　）。

A. 昏迷　　B. 呼吸高度抑制　　C. 针尖样瞳孔　　D. 血压下降

三、问答题

1. 简述吗啡的中枢作用及其临床应用。

2. 简述哌替啶治疗心源性哮喘的机制。

第十八章　解热镇痛抗炎药与抗痛风药

第一节　解热镇痛抗炎药

一、概述

解热镇痛抗炎药（非甾体类抗炎药）是一类具有解热、镇痛，部分具有抗炎、抗风湿、抗痛风作用的药物。本类药物化学结构各异，但作用机制相同，即抑制环氧酶（COX）而减少前列腺素（PGs）的合成。前列腺素（PGs）是一类具有20个碳原子的不饱和脂肪酸，是花生四烯酸在环氧酶催化下生成的自体活性物质，不同组织生成的PGs亦不同，如血小板主要合成血栓素A_2（TXA_2），血管壁内皮细胞主要合成前列腺素I_2（PGI_2）。PGs对平滑肌、血小板、中枢和外周神经系统具有复杂多样的作用。

1. 抗炎：各种损伤性因素可激活磷脂酶A_2，水解细胞膜磷脂而生成花生四烯酸，在环氧酶的催化下进一步生成前列腺素（PGs），前列腺素与其他炎症介质可扩张血管而促进渗出、水肿，趋化白细胞而加重炎症反应。解热镇痛抗炎药可抑制炎症组织环氧酶-2（COX-2）的活性，使PGs合成减少而发挥抗炎作用，但也可抑制胃组织环氧酶-1（COX-1）的活性而产生胃肠道反应。目前已有选择性抑制COX-2的药物（如美洛昔康、氯诺昔康、尼美舒利、塞来昔布等）并用于临床。

除苯胺类外，本类药物多有抗炎作用，对风湿性及类风湿性关节炎有确切疗效，能迅速缓解关节红、肿、疼痛的症状，延缓关节损伤的发展，但不能根治。

2. 镇痛：外周损伤、发炎时，局部组织可释放致痛介质（也是致炎介质，如PGs、缓激肽、5-HT等），刺激痛觉感受器而引起疼痛。PGs不仅是致痛介质，也是疼痛的增敏剂，可提高痛觉感受器对致痛介质的敏感性。解热镇痛抗炎药抑制外周PGs的合成而

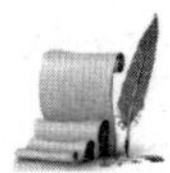

发挥镇痛作用，临床上对损伤、发炎引起的慢性钝痛有良好的镇痛作用。

3. 解热：下丘脑体温调节中枢调节机体散热与产热的动态平衡，外源性致热原（包括细菌内毒素）刺激免疫细胞释放内源性致热原（包括白介素-1、白介素-6、干扰素、肿瘤坏死因子等），后者进入下丘脑促进合成、释放前列腺素E_2（PGE_2），PGE_2使体温调定点上移，产热增加，散热减少，体温升高。解热镇痛抗炎药主要通过抑制中枢前列腺素的生成而发挥解热作用，但与氯丙嗪的降温不同，对正常体温没有影响。

常见的解热镇痛抗炎药有水杨酸类（阿司匹林等）、苯胺类（对乙酰氨基酚等）、吡唑酮类（保泰松等）、丙酸类（布洛芬等）、乙酸类（吲哚美辛、舒林酸）、昔康类（吡罗昔康等）等。

二、水杨酸类

【阿司匹林】

1. 化学与药动学

阿司匹林（aspilin，乙酰水杨酸）是水杨酸的酯化物，脂溶性高，口服后主要在小肠上部迅速吸收，经胃肠黏膜及肝中酯酶水解为水杨酸后才具有药理活性（前药）。水杨酸主要经肝脏代谢后从肾脏排泄，剂量明显影响肝脏的代谢速率，当口服剂量小于1g时按一级动力学消除，当大于1g时按零级动力学消除，因此在治疗风湿性疾病时应逐渐增加剂量，以免出现中毒反应。水杨酸呈弱酸性，故碱化尿液（同服碳酸氢钠）可加速排泄。

2. 作用与机制

阿司匹林通过抑制环氧酶而干扰前列腺素的合成，具有解热、镇痛、抗炎、抗风湿、抑制血小板聚集等作用。

花生四烯酸在血小板内环氧酶的催化下生成血栓素A_2（TXA_2），TXA_2可直接诱发血小板释放ADP并加速血小板聚集过程，促进血栓形成。血小板中的环氧酶对阿司匹林更敏感，小剂量的阿司匹林通过抑制血小板中环氧酶而减少TXA_2的生成，进而发挥抗血小板聚集和抗血栓形成的作用；较大剂量阿司匹林也可抑制血管壁内皮细胞中环氧酶而使前列环素I_2（PGI_2）合成减少，PGI_2是TXA_2的生理拮抗剂，PGI_2的合成减少可促进血栓形成。因此小剂量阿司匹林可抑制血小板聚集，降低血液粘稠度，抗血栓形成。

3. 应用与疾病

（1）发热：对发热体温有解热作用，缓解并发症。

（2）疼痛：对炎症性钝痛效果较好，是治疗头痛和短暂肌肉骨骼痛的首选药。

（3）风湿性、类风湿性关节炎：能迅速缓解急性风湿热的关节红、肿、疼痛症状，可用于鉴别诊断；也可缓解类风湿性关节炎的临床症状，延缓关节损伤的发展。

（4）防止血栓形成：小剂量阿司匹林用于预防心、脑血管血栓形成，治疗缺血性心脏病，辅助治疗高血压。

4. 不良反应与禁忌证

小剂量或短期使用不良反应少而轻；治疗风湿病时剂量大、疗程长，不良反应多而重。

（1）胃肠道反应：最为常见。① 口服直接刺激胃黏膜，② 刺激催吐化学感受区，③ 抑制前列腺素合成而促进胃酸分泌，引起胃肠道反应，甚至胃出血。餐后服药、同服抗酸药或服用肠溶片可减轻胃肠道反应。

（2）出血与凝血障碍：小剂量抑制血小板聚集而延长出血时间；大剂量抑制凝血酶原形成，延长凝血酶原时间，使出血与凝血时间延长，加重出血倾向，维生素K可以预防。

（3）**水杨酸反应**：阿司匹林剂量过大可引起胃肠道反应、头痛、耳鸣等水杨酸类药物中毒的反应叫水杨酸反应。

（4）过敏反应：少数患者可出现荨麻疹，甚至过敏性休克。某些哮喘患者服用阿司匹林或其他解热镇痛药可诱发哮喘，称为“**阿司匹林哮喘**”。发病机制是阿司匹林抑制前列腺素合成而使白三烯合成增多，导致支气管平滑肌收缩而诱发哮喘。临床上可用抗组胺药和糖皮质激素治疗。

（5）**瑞夷综合征**：病毒感染性疾病伴有发热的儿童服用阿司匹林后偶可引起肝损伤和脑病叫瑞夷综合征。

5. 用法

阿司匹林的剂量不同，其药理作用与临床应用亦不同：抗血栓形成的剂量为0.05~0.1g，解热镇痛的剂量是1~3g，治疗风湿性、类风湿性关节炎的剂量是3~5g（分4次饭后服用）。

三、其他解热镇痛抗炎药

对乙酰氨基酚（扑热息痛，属苯胺类）无抗炎作用，只有解热、镇痛作用，目前与其他药物配伍制成复方制剂广泛用于治疗感冒等疾病，是全球原料药产量最大的品种之一。

吲哚美辛是本类药物中对环氧酶抑制作用最强的药物之一，对炎症性疼痛有明显的镇痛作用，亦用于癌症发热、早期疼痛的治疗。不良反应多见。

布洛芬胃肠道不良反应轻且易于耐受，可用于治疗风湿性、类风湿性关节炎。

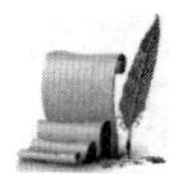

四、解热镇痛药复方制剂

解热镇痛药常与其他药物配伍，以增强疗效和减少不良反应。其配伍原则是：①解热镇痛药配伍协同增效，减小剂量而减轻不良反应；②合用抗组胺药，发挥抗过敏作用而扩大疗效范围；③合用镇咳、祛痰药而扩大疗效范围；④加用少量中枢兴奋药，对抗中枢抑制作用。复方解热镇痛药常用成分有对乙酰氨基酚、氯苯那敏、咖啡因等。

第二节　抗痛风药

痛风是嘌呤代谢紊乱、血中尿酸浓度过高而沉积于关节、肾脏和结缔组织，并引起粒细胞浸润而产生的炎症反应。临床上急性痛风主要表现为外周关节红、肿、热、剧痛，慢性痛风时尿酸析出成结石，关节变形或脏器损害。治疗痛风的药物有针对尿酸的治本之法，主要用于慢性痛风；亦有针对炎症反应的治标之法，主要用于急性痛风。如别嘌醇通过抑制黄嘌呤氧化酶而抑制尿酸生成，丙磺舒、磺吡酮等抑制肾小管重吸收而促进尿酸排泄，秋水仙碱等抑制粒细胞浸润而迅速缓解急性痛风症状，非甾体类抗炎药也可用于缓解痛风的炎症与疼痛。

练习题

一、单选题

1. 解热镇痛抗炎药的镇痛作用机制主要是（　　）。

A. 阻滞传入神经的冲动传递　　B. 抑制炎症部位PGs的合成

C. 降低痛觉神经感受器的敏感性　　D. 激动阿片受体

2. 对风湿性关节炎疗效最差的是（　　）。

A. 布洛芬　B. 阿司匹林　C. 对乙酰氨基酚　D. 保泰松

3. 下列药物中胃肠道反应最小的是（　　）。

A. 阿司匹林　B. 布洛芬　C. 保泰松　D. 吲哚美辛

4. 可选用塞来昔布治疗的疾病是（　　）。

A. 骨关节炎　B. 痛风　C. 胃溃疡　D. 支气管哮喘

5. 一患者因强直性脊柱炎住院，同时伴有胃溃疡、高血压及糖尿病，药师审核医嘱，发现应当禁用的药品是（　　）。

A. 硝苯地平　B. 双氯芬酸钠　C. 雷尼替丁　D. 二甲双胍

6. 小剂量阿司匹林抗血小板聚集的机制是抑制（　　）的合成。

A. PG　　B. TXA_2　　C. PGI_2　　D. DA

7. 抗炎作用不明显的是（　　）。

A. 水杨酸类　　B. 乙酸类　　C. 昔康类　　D. 苯胺类

8. 痛风缓解期，为控制尿酸水平可选用（　　）。

A. 秋水仙碱　　B. 别嘌醇　　C. 布洛芬　　D. 吲哚美辛

9. 在痛风发作的急性期，应当首选的抗痛风药是（　　）。

A. 秋水仙碱　　B. 阿司匹林　　C. 丙磺舒　　D. 别嘌醇

10. 升高尿中尿酸水平而易形成肾结石的抗痛风药是（　　）。

A. 秋水仙碱　　B. 布洛芬　　C. 别嘌醇　　D. 丙磺舒

二、多选题

1. 阿司匹林的不良反应包括（　　）。

A. 阿司匹林哮喘　　B. 凝血障碍　　C. 瑞夷综合征　　D. 水杨酸反应

2. 与阿斯匹林抗血小板聚集有关的物质是（　　）。

A. 环氧化酶　　B. TXA_2　　C. ADP　　D. 5-TH

3. 阿司匹林的镇痛作用特点是（　　）。

A. 镇痛作用部位主要在外周　　B. 镇痛作用机制是抑制局部PGs合成

C. 对慢性钝痛效果好　　D. 常与其他解热镇痛药合用

4. 为避免阿司匹林的胃肠道反应，可采取（　　）。

A. 饭后服用　　B. 同服碳酸氢钠　　C. 选用肠溶片　　D. 定期检查大便隐血

5. 属于阿司匹林禁忌证的是（　　）。

A. 急性心肌梗死　　B. 上消化道出血　　C. 血小板减少　　D. 支气管哮喘

6. 属于非选择性环加氧酶抑制剂的是（　　）。

A. 布洛芬　　B. 吲哚美辛　　C. 塞来昔布　　D. 美洛昔康

7. 非甾体抗炎药引起胃肠道反应的机制有（　　）。

A. 抑制前列腺素合成，使胃黏膜失去保护作用

B. 破坏胃黏膜保护屏障，直接损伤胃黏膜

C. 抑制内皮细胞增生，减少溃疡床血管形成

D. 抑制肝脏凝血酶原和凝血因子X的合成

8. 阿司匹林的药理作用包括（　　）。

A. 解热、镇痛　　B. 抗炎、抗风湿　　C. 抗血小板聚集　　D. 促进尿酸排出

三、问答题

1. 简述阿司匹林的药理作用与临床应用。

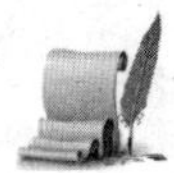

2. 简述阿司匹林的不良反应。

3. 简述阿司匹林抗血小板聚集的机制。

4. 阿斯匹林、哌替啶和阿托品均可用于治疗疼痛，简述三者消除疼痛的机制及其临床适应证。

第十九章　中枢兴奋药

一、概述

中枢兴奋药是指能提高中枢神经机能活动的一类药。在常用量时可选择性兴奋大脑皮层（如咖啡因）、延髓呼吸中枢（如尼可刹米）或脊髓（士的宁），但随着剂量的加大可引起中枢各部位广泛兴奋甚至导致惊厥。由于中枢兴奋药的安全范围较小，临床上常采用人工呼吸、吸氧等措施，中枢兴奋药仅作为辅助治疗。

二、常用药物

【咖啡因】

咖啡因脂溶性高，口服易吸收，主要经肝脏代谢从肾脏排出。小剂量咖啡因（50~200mg）可兴奋大脑皮层，出现精神兴奋、思维活跃，提高对外界的反应性，临床上可用于改善中枢抑制状态。此外，咖啡因可直接收缩脑血管，缓解偏头疼、一般性疼痛及神经官能症等。

【尼可刹米】

治疗量的尼可刹米能直接兴奋延髓呼吸中枢，亦可刺激窦弓感受器反射性地兴奋呼吸中枢，提高对CO_2的敏感性，临床上可用于各种原因引起的呼吸抑制。

第四篇　影响自体活性物质的药物

自体活性物质又名局部激素，由多组织以旁分泌方式直接到达临近部位而发挥作用，包括组胺、前列腺素、白三烯、5-羟色胺、内皮素及一氧化氮等。

第二十章　组胺及抗组胺药

一、组胺

组胺（Histamine）是组氨酸脱羧产生，人体大多数组胺存在于肥大细胞而分布于皮肤、肺及胃肠道，在Ⅰ型过敏反应中释放的组胺参与免疫反应。组胺受体有H_1、H_2、H_3亚型。组胺的药理作用包括如下三个方面。

1. 激动H_1、H_2受体，扩张血管，降低血压、反射性加快心率；

2. 激动胃壁H_2受体，促进胃酸分泌；

3. 激动平滑肌细胞H_1受体，使支气管平滑肌、胃肠道平滑肌收缩。组胺本身无治疗

表4-1　组胺受体的分布、效应、阻滞药及应用

亚型	主要分布部位	生物效应	阻断药	阻断药的作用	临床应用
H_1	皮肤血管平滑肌	扩张血管	氯苯那敏	对抗血管扩张	皮肤黏膜变态反应性疾病
	气道胃肠平滑肌	收缩平滑肌	氯雷他定	对抗平滑肌收缩	
	中枢神经系统		异丙嗪	抗晕止吐	防晕止吐
H_2	胃壁细胞	胃酸分泌增多	西咪替丁	抑制胃酸分泌	消化道溃疡等

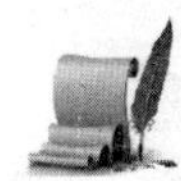

作用，可作为工具药使用。组胺及其受体阻滞药具体见表4-1。

二、组胺H_1受体阻滞药

H_1受体阻滞药多具乙基胺而竞争性阻滞H_1受体，第一代H_1受体阻滞药有氯苯那敏（扑尔敏）、苯海拉明、异丙嗪等，易透过血脑屏障而有镇静催眠作用；第二代H_1受体阻滞药有氯雷他定、阿司咪唑等，不易透过血脑屏障而几无中枢作用。H_1受体阻滞药的药理作用有：

1. 对抗组胺引起的气道、胃肠道平滑肌收缩；

2. 对抗组胺引起的血管平滑肌舒张，减轻渗出与水肿；

3. 抑制中枢，苯海拉明、异丙嗪、茶苯海明具有镇静、抗晕止吐作用。临床可用于治疗皮肤黏膜变态反应性疾病、晕动症。

注：血管平滑肌与气道、胃肠道、胆道等平滑肌同为平滑肌，但对多种活性物质的反应性有差异，具体机制尚不明朗。

三、组胺H_2受体阻滞药

H_2受体阻滞药能选择性阻滞胃壁细胞H_2受体，抑制组胺引起的胃酸分泌。常见的药物有西咪替丁、雷尼替丁、法莫替丁等，临床主要用于治疗消化道溃疡、胃肠道出血、食管炎、胃酸分泌过多症等。

第二十一章　其他影响自体活性物质的药物

除组胺外，自体活性物质还包括膜磷脂代谢物（前列腺素、白三烯等）、多肽类（血管紧张素、内皮素等）、5-羟色胺、一氧化氮等，其分布广泛，药理作用复杂，相应受体的激动药与阻滞药或在其他各章有详细说明，或作用、作用机制、临床应用尚不明朗，故在此不做详细介绍。

练习题

一、多选题

1. 属于自体活性物质的是（　　）。

A. 组胺　　B. 前列腺素　　C. 5-羟色胺　　D. 一氧化氮

2. 组胺的药理作用包括（　　）。

A. 扩张血管、加快心率　　B. 促进腺体分泌

C. 兴奋平滑肌　　D. 促进胃酸分泌

3. 苯海拉明的药理作用是（　　）。

A. 抑制中枢　B. 镇静催眠　C. 中枢抗胆碱　D. 抗晕止吐

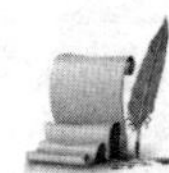

第五篇　内脏基础药

第二十二章　利尿药与脱水药

利尿药是指作用于肾脏，促进水和电解质、特别是氯化钠排出，增加尿量的药物。利尿药主要用于治疗水肿、高血压、慢性心功能不全、肾结石等疾病。

第一节　肾脏泌尿机制与利尿药作用机制

一、肾脏泌尿机制

肾脏泌尿的主要结构是肾单位，肾单位由肾小球与肾小管组成。肾脏泌尿过程包括肾小球的滤过与肾小管、集合管的重吸收及分泌。除了血细胞与蛋白质外，肾小球将血液中其他成分均等滤过形成原尿，正常人每日形成180L原尿，而每日形成的尿液是1.8L左右，即99%以上的原尿被重吸收。重吸收具体如下。

1. 近曲小管：原尿中约65%~70%的氯化钠及相应比例的水在此段重吸收。

2. 髓袢细段：此段位于髓质高渗区，水和氯化钠被渗透压驱动而重吸收。

3. 髓袢升支粗段：原尿中约20%~25%的氯化钠在此段重吸收，通过Na^+–K^+–$2Cl^-$同向转运体的主动转运完成，此段对氯化钠的主动重吸收也是髓质高渗状态形成的主要原因之一。原尿经髓袢升支粗段对氯化钠的重吸收后变为低渗，此即尿液的稀释过程；此低渗尿流经处于高渗状态的集合管时，大量水分被重吸收而形成高渗尿，此即尿液的浓缩过程。呋塞米通过抑制Na^+–K^+–$2Cl^-$同向转运体而干扰尿液的稀释与浓缩过程，产生强大的利尿作用。

4. 远曲小管与集合管：原尿中约有10%与3%的氯化钠在远曲小管与集合管重吸收。

① 在远曲小管近端主要是通过Na^+–Cl^-同向转运体来主动吸收氯化钠，噻嗪类利尿药通过抑制Na^+–Cl^-同向转运体，干扰尿液的稀释过程而产生中等强度的利尿作用。② 远曲小管远端与集合管存在H^+–Na^+交换与K^+–Na^+交换，即吸收Na^+的同时排出H^+或K^+，二者相互竞争。H^+是在碳酸酐酶催化下CO_2与H_2O形成的H_2CO_3解离出来的，碳酸酐酶抑制剂（如乙酰唑胺、噻嗪类利尿药）可抑制H^+–Na^+交换，发挥排钠利尿的作用。氨苯蝶啶和氨氯吡咪可直接抑制K^+–Na^+交换、螺内酯通过抑制醛固酮受体而间接抑制K^+–Na^+交换，发挥留钾排钠利尿的作用。由于远曲小管远端与集合管重吸收氯化钠的总量有限，因此抑制H^+–Na^+交换或K^+–Na^+交换的药物利尿作用比较弱。

二、利尿药的分类与作用机制

1. 高效利尿药：呋塞米、依他尼酸、布美他尼等高效利尿药通过抑制髓袢升支粗段Na^+–K^+–$2Cl^-$同向转运体而抑制氯化钠的重吸收，影响肾脏的稀释与浓缩功能，产生强大的利尿作用。

2. 中效利尿药：氢氯噻嗪、氢氟噻嗪等噻嗪类和噻酮等中效利尿药通过抑制远曲小管近端Na^+–Cl^-同向转运体而抑制氯化钠的重吸收，影响肾脏的稀释功能，产生中等强度的利尿作用。

3. 低效利尿药：乙酰唑胺抑制碳酸酐酶、干扰H^+的生成而抑制H^+–Na^+交换，产生较弱的利尿作用。氨苯蝶啶可直接抑制K^+–Na^+交换，螺内酯通过抑制醛固酮受体而间接抑制K^+–Na^+交换，发挥留钾利尿的作用。

第二节　高效利尿药

【呋塞米】

1. 化学与药动学

呋塞米口服易吸收，静脉注射5分钟起效，大部分以原形经肾小管有机酸分泌系统分泌排出。

2. 作用与机制

（1）利尿：呋塞米通过抑制髓袢升支粗段Na^+–K^+–$2Cl^-$同向转运体而抑制氯化钠的重吸收，影响肾脏的稀释与浓缩功能，利尿作用强大、迅速而短暂。

（2）扩血管：扩张肾血管，增加肾血流量；扩张小静脉，减少回心血量。

3. 应用与疾病

（1）急性肺水肿：① 扩张血管与继之而来的利尿作用使回心血量减少，减轻肺淤血

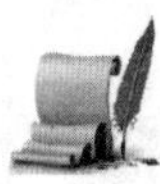

进而缓解急性肺水肿；② 强大的利尿作用使血液胶体渗透压升高，肺部毛细血管渗出减少、回流增加，缓解肺水肿。

(2) 脑水肿：强大的利尿作用使血液胶体渗透压升高，脑部毛细血管渗出减少、回流增加，缓解脑水肿。

(3) 其他严重的水肿：主要用于其他利尿药无效的严重水肿与顽固性水肿。

(4) 急慢性肾功能衰竭：①扩张血管，增加肾血流量及尿量；②强大的利尿作用冲洗肾小管，防止肾单位堵塞、失去形成尿液的功能。

(5) 加速某些毒物排出：呋塞米结合输液并调节尿pH值，主要用于经肾排泄的药物中毒的抢救。

(6) 高血钙、高血钾：加速Ca^{2+}、K^+的排泄，降低血钙与血钾。

4. 不良反应与禁忌证

(1) 水和电解质紊乱：低血容量、低血钠、低血钾、低血钙、低血镁及低氯性碱中毒。呋塞米抑制NaCl的重吸收，使远曲小管与集合管中NaCl增加，从而促进了K^+–Na^+交换与H^+–Na^+交换，加速Na^+的重吸收与KCl、HCl的排出；H^+是CO_2与H_2O形成的H_2CO_3解离出来的，现在H^+排出去了，留下的HCO_3^-与吸收的Na^+形成$NaHCO_3$。经过交换后排出了KCl、HCl而吸收了$NaHCO_3$，故产生了低血钾、低氯性碱中毒。

(2) 耳毒性：听力减退甚至暂时性耳聋。应避免与氨基苷类抗生素等有耳毒性的药物合用。

(3) 高尿酸血症：呋塞米与尿酸竞争肾脏有机酸转运系统，抑制尿酸的排泄。

(4) 其他：如胃肠道反应，偶发过敏反应等。

第三节 中效利尿药

【氢氯噻嗪】

1. 化学与药动学

氢氯噻嗪脂溶性较高，口服吸收良好，主要以原形从肾小管分泌排出，$t_{1/2}$约为12小时。

2. 作用与机制

(1) 利尿：氢氯噻嗪通过抑制远曲小管近端Na^+–Cl^-同向转运体而抑制氯化钠的重吸收，影响肾脏的稀释功能，利尿作用温和而持久。

(2) 抗尿崩症：氢氯噻嗪可明显减少尿崩症患者的尿量。具体机制不明。

(3) 降血压：用药初期通过排钠利尿、减少血容量而降低血压；后期因前期的排钠导致体内Na^+略降，使血管平滑肌对儿茶酚胺等加压物质的敏感性降低，血管舒张而血压下降。

3. 应用与疾病

(1) 轻、中度水肿：是轻、中度心源性水肿的首选药，对肾性水肿的疗效与肾功能有关，在治疗肝性水肿时应注意低血钾、高血氨，因可诱发、加重肝昏迷。

(2) 高血压：属于常用抗高血压药。轻度高血压可单用，中度高血压需与其他抗高血压药合用。

(3) 尿崩症：可用于肾性尿崩症或加压素无效的垂体性尿崩症。

(4) 特发性高钙尿症和肾结石：降低尿钙，防止肾钙结石的形成。

4. 不良反应与禁忌证

氢氯噻嗪不良反应轻，但在长期用药过程中，特别是患者有其他伴发症时应注意。

(1) 电解质紊乱：有低血钾、低血钠、低血镁、低氯性碱中毒。氢氯噻嗪可轻度抑制碳酸酐酶而抑制H^+–Na^+交换，兼之远曲小管Na^+增加，从而促进K^+–Na^+交换，K^+排出增加而致低血钾，低血钾可诱发强心苷中毒，故应注意补钾或合用留钾利尿药。

(2) 高尿酸血症：竞争性抑制尿酸分泌排泄，促进尿酸在近曲小管的重吸收，痛风患者慎用。

(3) 代谢异常：① 高血糖；② 高血脂症。

(4) 过敏反应：氢氯噻嗪为磺胺类药物，与磺胺类抗菌药有交叉过敏反应。

(5) 加重肾功能不良。

第四节　低效利尿药

【螺内酯】

螺内酯为人工合成的醛固酮受体拮抗药，抑制远曲小管与集合管K^+–Na^+交换，具有排钠排水留钾的作用。螺内酯利尿作用起效慢、作用弱、持续时间长，对切除肾上腺的动物无效。临床上常与中效利尿药合用（平衡血钾），治疗醛固酮异常升高的顽固性水肿（如肝硬化腹水、肾病综合征水肿）、慢性心功能不全。

第五节　渗透性利尿药

渗透性利尿药又称脱水药，有甘露醇、高渗葡萄糖等。静脉注射后提高血浆渗透压而产生组织脱水作用，肾小管不易重吸收而产生渗透性利尿作用。因此，本类药物具有

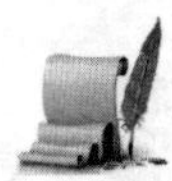

如下特点：① 静脉注射后不易透过血管壁；② 肾小球易滤过但不易被肾小管重吸收。

【甘露醇】

甘露醇为己六醇结构。静脉注射20%的甘露醇后能迅速提高血浆胶体渗透压，发挥组织脱水作用，为治疗脑水肿、降低颅内压的首选药，也可用于青光眼及其术前降低眼内压。脱水使血容量增加，肾血流量增加而使肾小球滤过率增加，滤过的甘露醇不被肾小管重吸收，进而抑制了水的重吸收，产生利尿作用，可用于预防急性肾功能衰竭。甘露醇虽有利尿作用，但脱水作用快而强，循环血容量有一过性增加的趋势，故肺水肿、慢性心功能不全者禁用。

练 习 题

一、单选题

1. 不适当的联合用药是（　　）。

A. SMZ+TMP　　B. 肼屈嗪＋普萘诺尔

C. 硝酸甘油＋普萘诺尔　　D. 呋塞米＋链霉素

2. 切除肾上腺的动物，（　　）的利尿作用消失。

A. 呋塞米　　B. 氢氯噻嗪　　C. 螺内酯　　D. 乙酰唑胺

3. 消除肝硬化病人中度腹水的最佳选药是（　　）。

A. 呋塞米　　B. 氢氯噻嗪　　C. 螺内酯合用氢氯噻嗪　　D. 螺内酯

4. 氢氯噻嗪的利尿作用机制是（　　）。

A. 抑制Na^+-Cl^-同向转运体　　B. 抑制$Na^+-K^+-2Cl^-$同向转运体

C. 对抗醛固酮，抑制K^+-Na^+交换　　D. 抑制肾小管上皮细胞碳酸酐酶

5. 治疗脑水肿、降低颅内压的首选药是（　　）。

A. 呋塞米　　B. 氢氯噻嗪　　C. 20%的甘露醇　　D. 50%的葡萄糖

6. 作用于髓袢升支粗段的利尿药是（　　）。

A. 氢氯噻嗪　　B. 呋塞米　　C. 氨苯蝶啶　　D. 螺内酯

7. 长期使用可使血钾水平升高的药物是（　　）。

A. 氢氯噻嗪　　B. 呋塞米　　C. 乙酰唑胺　　D. 螺内酯

8. 预防急性肾功能衰竭可选用（　　）。

A. 呋塞米　　B. 乙酰唑胺　　C. 氨苯蝶啶　　D. 螺内酯

9. 属于基础降压药的利尿药是（　　）。

A. 螺内酯　　B. 氢氯噻嗪　　C. 呋塞米　　D. 氨苯蝶啶

10. 氢氯噻嗪利尿的主要作用部位是（　　）。

A. 髓袢升支粗段　B. 远曲小管近端　C. 远曲小管远端　D. 集合管

二、多选题

1. 患者服用氢氯噻嗪后终尿中含量增加的离子有（　　）。

A. K^+　B. Na^+　C. Cl^-　D. HCO^{3-}

2. 噻嗪类利尿药的临床应用包括（　　）。

A. 轻中度水肿　B. 高血压　C. 慢性心功能不全　D. 尿崩症

3. 噻嗪类利尿药长期使用后，可引起机体电解质变化包括（　　）。

A. 低血钾、低血钠　B. 低氯性酸中毒

C. 高尿素、高尿酸血症　D. 高血糖、高血氨

4. 强效利尿药的主要不良反应有（　　）。

A. 电解质紊乱　B. 胃肠道反应　C. 耳毒性　D. 肾脏损害

5. 理想的脱水药具有的特点是（　　）。

A. 不能透过生物膜　B. 不能被机体转化

C. 能被肾小球滤过　D. 不被肾小管重吸收

6. 脱水药可用于治疗（　　）。

A. 脑水肿　B. 防治急性肾功衰　C. 急性肺水肿　D. 心功能不全

7. 可用于防治急性肾功衰的药物有（　　）。

A. 多巴胺　B. 呋塞米　C. 甘露醇　D. 去甲肾上腺素

8. 可用于治疗青光眼的药物有（　　）。

A. 毛果芸香碱　B. 毒扁豆碱　C. 乙酰唑胺　D. 噻吗诺尔

9. 长期使用可引起低血钾的药物有（　　）。

A. 呋塞米　B. 氢氯噻嗪　C. 乙酰唑胺　D. 螺内酯

10. 肝功不良的病人长期使用氢氯噻嗪可诱发肝昏迷，其原因是（　　）。

A. 高血氨　B. 低血钾　C. 肝毒性　D. 低血糖

三、问答题

1. 举例简述利尿药的分类及其作用部位和受体。

2. 简述呋塞米的临床应用。

3. 简述氢氯噻嗪的不良反应。

4. 呋塞米与甘露醇均可用于防治急性肾功能衰竭，它们能不能治疗肺水肿，为什么？

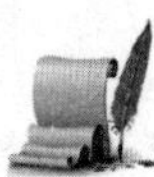

第二十三章　作用于肾素—血管紧张素系统的药物

第一节　肾素—血管紧张素系统

肾素—血管紧张素系统作用于心血管系统，通过对心脏、血管、血液的调节来维持（升高）血压，其具体机制如下。肾小球旁器细胞释放的肾素作为酶将肝脏合成的血管紧张素原转化为血管紧张素Ⅰ，在血管紧张素转化酶（ACE）的作用下进一步转化为血管紧张素Ⅱ（AngⅡ），AngⅡ具有强烈的药理活性：①收缩血管，提高外周阻力；②促进醛固酮释放，保钠保水、增加血容量。此外，ACE又称激肽酶，可水解缓激肽，抑制缓激肽的扩血管等活性；AngⅡ具有促生长作用，参与心血管系统的重构。

作用于肾素—血管紧张素系统的药物有血管紧张素转化酶抑制药、血管紧张素Ⅱ受体阻滞药、肾素抑制药。

第二节　血管紧张素转化酶抑制药

血管紧张素转化酶（ACE）抑制药是近年来新药研发的热点之一，良好的疗效使其成为治疗高血压、慢性心功能不全等心血管疾病的常用药。

一、结构与药理作用

ACE抑制药主要包括普利类药物（主要有卡托普利、依那普利等），其含有的巯基、羧基或磷酸基与ACE的活性部位结合，使ACE的活性降低，从而使血管紧张素Ⅱ生成减少，①血管扩张，外周阻力降低；②醛固酮释放减少，促进水、钠排出，减少血容量；③抑制缓激肽水解，扩张血管；④抑制心血管系统的重构。

二、临床应用

1. 高血压：ACE抑制药降血压作用温和而全面，不易形成耐受性，是治疗轻、中度高血压的常用药。对高肾素型高血压或高血压伴有糖尿病、肾病的患者，ACE抑制药为首选药。

2. 慢性心功能不全：ACE抑制药已成为治疗慢性心功能不全的一线药。ACE抑制药抑制AngⅡ生成并抑制缓激肽水解，扩张血管，降低心脏后负荷；减少醛固酮的生成，促进水钠排出，降低心脏前负荷；抑制AngⅡ与醛固酮的生成而缓解心肌与血管重构，改善心功能。

三、不良反应

ACE抑制药的不良反应较轻，多数患者耐受性较好，主要的不良反应如下：

1. 干咳：干咳是ACE抑制药较常见的不良反应，严重者需停药。咳嗽的原因可能是ACE抑制药使缓激肽等物质在肺内蓄积的结果。

2. 首剂现象：首次使用或剂量过大，特别是口服易吸收、生物利用度较高的ACE抑制药易引起首剂低血压。

3. 高血钾：ACE抑制药抑制AngⅡ，并进一步抑制醛固酮的生成，抑制肾小管K^+-Na^+交换而抑制K^+的排出，使血钾升高。

4. 低血糖：ACE抑制药（特别是卡托普利）能增强胰岛素的敏感性，故有降低血糖的作用。

第三节　血管紧张素Ⅱ受体拮抗药

血管紧张素Ⅱ受体有AT_1受体与AT_2受体亚型，AT_2受体生理作用尚不清楚，目前临床使用的药物是AT_1受体拮抗药，如氯沙坦、缬沙坦等。AT_1受体被阻滞后，血管扩张，水钠排出，血压下降，临床上用于治疗高血压；AT_1受体拮抗药通过降低心脏负荷、抑制心血管系统重构，临床上可用于治疗慢性心功能不全。与ACE抑制药相比，① AT_1受体拮抗药降血压作用更强、更持久；② 不影响缓激肽的降解，无干咳等不良反应。

第四节　肾素抑制药

血管紧张素原在肾素的催化下转化为血管紧张素Ⅰ，肾素抑制药可抑制血管紧张素Ⅰ的生成并进一步影响血管紧张素Ⅱ的生物活性，血管扩张、促进水钠排出而降低血压。代表药物有瑞米吉仑。

练习题

一、单选题

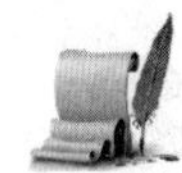

1. 血管紧张素Ⅱ的药理作用不包括（　　）。

A. 强烈收缩血管　　B. 促进醛固酮释放

C. 促进水钠排出　　D. 催化缓激肽水解

2. 血管紧张素转化酶抑制药的临床应用不包括（　　）。

A. 高肾素型高血压　　B. 高血压伴有糖尿病

C. 慢性心功能不全　　D. 心律失常

3. 卡托普利在治疗高血压过程中取得了良好的疗效，但同时引发了严重的干咳，最佳替代药是（　　）。

A. 依那普利　　B. 氯沙坦　　C. 普萘洛尔　　D. 氢氯噻嗪

4. 瑞米吉仑属于（　　）。

A. 肾素抑制药　　B. 血管紧张素Ⅱ受体拮抗药

C. 钙通道阻滞药　　D. 血管紧张素转化酶抑制药

第二十四章　作用于离子通道的药物

第一节　离子通道概论

生物体内主要的金属离子有Na^+、K^+、Ca^{2+}、Mg^{2+}等，其中Na+、Ca^{2+}主要分布在细胞外，K^+、Mg^{2+}主要分布在细胞内，并在细胞内外保持一定的浓度梯度。金属离子带有电荷，极性大，一般不能直接穿过细胞膜磷脂双分子层，其进出细胞内外有专门的蛋白通道，即离子通道。离子通道是指能选择性供离子穿过生物膜的跨膜蛋白质，离子在浓度梯度或/和电位梯度的作用下通过离子通道并形成细胞生物电活动，如K^+外流而形成细胞静息电位，Na^+内流使细胞膜除极化，Ca^{2+}缓慢内流而使窦房结细胞自动除极等等。电信号是生物体传递信息的重要方式，其主要方式是由K^+、Na^+、Ca^{2+}参与的动作电位，因此，离子通道开放药与其阻滞药在心血管系统疾病治疗过程中有非常主要的地位。

第二节　钙通道阻滞药

钙通道阻滞药是一类能选择性阻滞钙通道，抑制Ca^{2+}内流的药物。钙通道阻滞药种类较多，目前临床上常用的是阻滞电压依赖性L型钙通道药物，依化学结构分三类。二氢吡啶类：硝苯地平、氨氯地平等；地尔硫䓬类：地尔硫䓬等；苯烷胺类：维拉帕米等。

1. 化学与药动学

钙通道阻滞药脂溶性较高，口服易吸收，但首关效应强，生物利用度较低，与血浆蛋白结合率高，大部分经肝脏代谢从肾脏排出。

2. 作用与机制

钙离子是第二信使，在体内有广泛的生理作用，参与细胞动作电位的产生（如窦房结慢反应细胞自动除极）、神经冲动的传递（如神经递质的释放）、肌肉的收缩（包括心肌、平滑肌、骨骼肌）、腺体分泌、细胞运动以及血液凝固等。钙通道阻滞药抑制Ca^{2+}内流，降低细胞内Ca^{2+}浓度，从而产生广泛的药理作用。目前临床上常用的钙通道阻滞药主要集中在对心血管系统的抑制作用，具体如下。

（1）抑制心脏、保护心肌：① 负性肌力作用——钙通道阻滞药抑制Ca^{2+}内流，降低心肌细胞内Ca^{2+}浓度，使心肌收缩力减弱，耗氧量减少。但二氢吡啶类由于较强的扩血管、降血压作用，反射性地兴奋心脏，可抵消其直接地负性肌力作用，甚至使心肌收缩力增加。② 负性频率和负性传导——窦房结与房室结慢反应细胞缓慢除极均由Ca^{2+}内流所引起，钙通道阻滞药抑制Ca^{2+}内流，从而降低窦房结自律性、减慢房室结传导速度，消除折返激动。苯烷胺类与地尔硫䓬类的负性频率和负性传导作用较强，而二氢吡啶类因其较强的扩血管、降血压作用，可反射性加快心率。③ 保护心肌——钙通道阻滞药抑制Ca^{2+}内流而缓解心肌细胞钙超负荷，抑制心肌肥厚、维持心脏的泵血功能。

（2）扩张血管、保护血管平滑肌：① 钙通道阻滞药抑制Ca^{2+}内流，舒张血管，增加心脑血流量，降低血压。② 保护血管平滑肌——钙通道阻滞药抑制Ca^{2+}内流而缓解平滑肌细胞钙超负荷，抑制血管平滑肌增生、硬化。

上述三类钙通道阻滞药对心脏与血管有明显的选择性，即苯烷胺类对心脏的抑制作用较强，二氢吡啶类扩血管作用较强，地尔硫䓬类对心脏、血管的抑制作用不分伯仲。上述特点的作用机制尚不明确，但对三类钙通道阻滞药的临床应用有明显的影响。

3. 应用与疾病

（1）高血压：二氢吡啶类钙通道阻滞药如硝苯地平、氨氯地平等扩张血管，降低外周阻力而降低血压；长期使用可缓解心血管细胞钙超负荷，抑制心脏肥厚、血管硬化，因此属于临床常用的抗高血压药。

（2）心绞痛：二氢吡啶类钙通道阻滞药扩张血管，降低心脏前后负荷，使心脏耗氧量减少；变异型心绞痛是由冠状动脉痉挛所引起，硝苯地平可扩张冠状动脉、增加缺血区供血而疗效最佳。

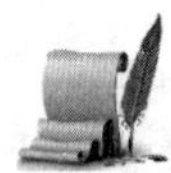

(3) 心律失常：钙通道阻滞药抑制Ca^{2+}内流，减慢房室传导速度而消除冲动折返，如维拉帕米是治疗阵发性室上性心动过速的首选药。

(4) 其他：维拉帕米可改善舒张功能而缓解心肌缺血，临床上用于治疗肥厚性心肌病。尼莫地平、氟桂嗪舒张脑血管、增加脑血流，可用于治疗短暂性脑缺血发作、脑血栓形成及脑栓塞等。硝苯地平扩张血管而用于治疗外周血管痉挛性疾病。

第三节　钾通道开放药

钾通道开放药（如米诺地尔等）是指选择性作用于钾通道，促进K^+外流，使细胞膜超级化，膜稳定性增强而抑制Ca^{2+}内流，降低细胞内Ca^{2+}浓度，从而使血管扩张，血压下降，但常伴有反射性加快心率和水钠潴留，故常与β受体阻滞药、利尿药合用治疗高血压。扩张血管而降低心脏前、后负荷，改善冠脉供血，抑制Ca^{2+}内流而缓解钙超负荷，临床可用于治疗慢性心功能不全、心绞痛及心肌梗死等疾病。

第四节　钠通道阻滞药

钠通道打开、Na^+内流是动作电位发生的第一步（即除极）；钠通道受到阻滞，Na^+不能内流而使细胞膜的稳定性增强，动作电位不能产生、传递，这是局部麻醉药、抗癫痫药、抗惊厥药以及抗心律失常药等药物作用的基本机制。钠通道阻滞药及其临床应用具体见其他章节。

练习题

一、单选题

1. 抑制心脏作用最强的钙拮抗药是（　　）。

A. 硝苯地平　　B. 地尔硫䓬　　C. 安氯地平　　D. 维拉帕米

2. 舒张血管作用最快最强的药物是（　　）。

A. 硝苯地平　　B. 地尔硫䓬　　C. 安氯地平　　D. 维拉帕米

3. 对硝苯地平最敏感的平滑肌是（　　）。

A. 小动脉　　B. 小静脉　　C. 胃肠道　　D. 支气管

4. 米诺地尔属于（　　）。

A. 钙通道阻滞药　　B. 钾通道开放药

C. 钠通道阻滞药　　　　D. 氯通道阻滞药

5. 在临床上钠通道阻滞药不能作为（　　）。

A. 局部麻醉药　　　　B. 抗心律失常药

C. 抗高血压药　　　　D. 抗癫痫、抗惊厥药

二、多选题

1. Ca^{2+}参与的生理过程有（　　）。

A. 神经冲动的产生与传递　　　　B. 肌肉收缩

C. 细胞运动　　　　D. 腺体分泌，血液凝固

2. 维拉帕米对心脏的作用有（　　）。

A. 负性肌力　　B. 负性频率　　C. 负性传导　　D. 保护缺血心肌

3. 硝苯地平对血管的作用有（　　）。

A. 抑制Ca^{2+}内流　　　　B. 主要舒张动脉血管

C. 痉挛的冠状动脉对其很敏感　　　　D. 舒张肾动脉，增加尿量

4. 硝苯地平可用于治疗（　　）。

A. 变异型心绞痛　　B. 高血压　　C. 室上性心律失常　　D. 支气管哮喘

5. 可反射性加快心率的药物有（　　）。

A. 硝酸甘油　　B. 硝苯地平　　C. 利血平　　D. 肼苯哒嗪

三、问答题

1. 简述钙拮抗药的药理作用及其临床应用。

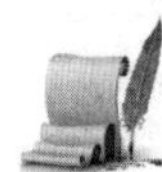

第六篇　作用于心血管系统的药物

第二十五章　抗高血压药

第一节　高血压与抗高血压药

高血压是指以体循环动脉血压高于140mmHg/90mmHg为主要表现的临床综合征。成人高血压患病率为15%~20%，而病因不明的原发性高血压占90%以上。高血压持续过程中可引起心、脑、肾、血管等并发症，目前主要的治疗手段是用抗高血压药降低血压，减轻靶器官损害，防止高血压并发症的出现。

影响动脉血压的基本因素有外周血管阻力、心功能与循环血量。高血压的发病机制尚未完全阐明，但目前已知高血压的发生、发展与多个系统有关，如交感神经-肾上腺素系统、肾素-血管紧张素-醛固酮系统、血管内皮收缩-松弛因子系统（如内皮素-一氧化氮）。根据作用部位与作用机制，抗高血压药分为以下几类：

1. 利尿药：氢氯噻嗪等。

2. 肾素-血管紧张素系统抑制药：

（1）血管紧张素Ⅰ转化酶（ACE）抑制药：卡托普利等。

（2）血管紧张素Ⅱ受体（AT1）拮抗药：氯沙坦等。

（3）肾素抑制药：瑞米吉仑等。

3. 钙通道阻滞药：硝苯地平、氨氯地平等。

4. 交感神经抑制药：

（1）中枢交感神经抑制药：可乐定、莫索尼定等。

（2）神经节阻滞药：美加明等。

(3) 去甲肾上腺素能神经末梢阻滞药：利血平等。

(4) β受体阻滞药：普萘洛尔等。

(5) α_1受体阻滞药：哌唑嗪等。

5. 血管扩张药：

(1) 直接扩张血管药：肼屈嗪、硝普钠等。

(2) 钾通道开放药：米诺地尔等。

(3) 其他扩血管药：吲达帕胺等。

目前临床上常用的一线抗高血压药包括：利尿药、肾素–血管紧张素系统抑制药、钙通道阻滞药、β受体阻滞药等。

第二节　常用抗高血压药

一、利尿药

利尿药是基础降压药，噻嗪类利尿药是最常用的利尿降压药。

【氢氯噻嗪】

用药初期通过排钠利尿、减少血容量而降低血压；后期因前期的排钠导致体内Na^+量略降，细胞内Na^+的浓度略降，抑制Na^+–Ca^{2+}交换，使平滑肌细胞内的Ca^{2+}浓度降低，血管平滑肌对儿茶酚胺等加压物质的敏感性降低，血管舒张而血压下降。氢氯噻嗪降压作用缓慢、温和而持久，轻度高血压可单独使用，中度高血压需与血管扩张药及某些交感神经抑制药合用。

二、血管紧张素转化酶抑制药（ACEI）

ACEI是目前治疗高血压的最常用药之一，其降血压疗效确切，久用不易产生耐受性，降压的同时可抑制心血管系统的重构。

【卡托普利】

1. 化学与药动学

卡托普利是含有–SH的化合物，口服吸收快，生物利用度75%，但食物能影响吸收，宜餐前1小时服用。

2. 作用与机制

通过抑制血管紧张素Ⅰ转化酶(ACE)，使血管紧张素Ⅱ(AngⅡ)生成减少，① 血管扩张，外周阻力降低；② 醛固酮释放减少，促进水、钠排出，减少血容量；③ 抑制缓激肽降解，扩张血管；④ 抑制心血管系统的重构。

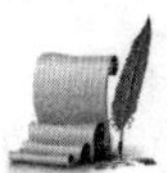

3. 应用与疾病

适用于各型高血压，尤其适用于伴有慢性心功能不全、缺血性心脏病、糖尿病肾病的高血压患者。治疗中、重度高血压需与其他抗高血压药（利尿药、钙拮抗药、β受体阻滞药）合用。

4. 不良反应与禁忌证

卡托普利不良反应小，耐受性良好。首次使用可引起低血压反应，长期用药可致高血钾、低血糖。偶见的不良反应有干咳等。

5. 用法

宜从小剂量开始使用，连续用药后停药一般不出现反跳现象。

三、钙通道阻滞药

临床上用于抗高血压的钙通道阻滞药主要是二氢吡啶类药物，其降压特点是：① 降压的同时能改善心、脑、肾等脏器的血流量；② 可缓解心血管系统的重构；③ 降压的同时可致心率增加。

【硝苯地平】

1. 化学与药动学

硝苯地平口服易吸收，起效快，但半衰期短（约6小时），临床可用缓控释制剂。

2. 作用与机制

硝苯地平属于二氢吡啶类钙通道阻滞药，对血管有较高的选择性，通过阻滞钙通道，降低平滑肌细胞内Ca^{2+}浓度，血管扩张，血压下降。长期用药缓解心血管细胞钙超负荷，抑制心血管重构。

3. 应用与疾病

单用可治疗轻、中、重各型高血压，对高血压有心、脑、肾等并发症的患者疗效较好。因反射性兴奋心脏及水钠潴留，故常与β受体阻滞药、利尿药、ACEI合用。

4. 不良反应与禁忌证

不良反应较轻。用量过大可出现低血压反应（如头痛、头晕等）或反射性兴奋心脏的症状（如心悸等）

【氨氯地平】

氨氯地平降血压作用与硝苯地平相似，但由于半衰期长（40~50小时），每日口服一次，即可到达缓慢、温和而持久的降压作用，是目前治疗原发性高血压的常用药。由于可舒张冠状动脉、增加冠脉血流量，也可用于稳定性心绞痛与变异性心绞痛。

四、β受体阻滞药

β受体阻滞药可阻滞β受体、抑制心脏，减低交感张力，对高血压、心绞痛、心律失常等心血管系统疾病有广泛的治疗作用。

【普萘洛尔】

1. 化学与药动学

普萘洛尔通过多种机制产生降压作用：①阻滞心脏β_1受体，抑制心脏，减少心输出量；②阻滞肾小球旁器β_1受体，使肾素释放减少，抑制肾素—血管紧张素—醛固酮系统；③阻滞突触前膜β_2受体，抑制其正反馈，减少NA释放；④抑制中枢β受体，降低交感神经中枢的张力；⑤促进前列腺素合成，扩张血管。

2. 应用与疾病

普萘洛尔降压作用缓慢而持久，对心输出量偏高或肾素水平偏高的高血压患者疗效较好，对伴有心动过速、心绞痛、心律失常、偏头疼、焦虑症等的高血压患者有显著疗效。

3. 不良反应与禁忌证

临床应用剂量宜个体化，长期用药后停药需逐渐减量。

第三节　其他抗高血压药

一、血管紧张素Ⅱ受体（AT_1）拮抗药

【氯沙坦】

1. 化学与药动学

氯沙坦为第一个用于临床口服有效的非肽类AT_1受体阻滞药。

口服易吸收，部分代谢物亦有药理活性，大部分肝脏代谢从肾脏排泄。

2. 作用与机制

氯沙坦竞争性阻滞AT_1受体，阻断AngⅡ已知的所有作用，从而产生：①扩张血管，②抑制醛固酮释放而促进水钠排出，③抑制心血管系统的重构。

3. 应用与疾病

临床用于治疗各型高血压，

二、α_1受体阻滞药

【哌唑嗪】

1. 化学与药动学

哌唑嗪口服易吸收，主要经肝脏代谢后从胆汁排出。

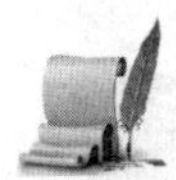

2. 作用与机制

哌唑嗪选择性阻滞突触后膜α_1受体，使小血管扩张，外周阻力降低而血压下降，其降压作用中等偏强。

3. 应用与疾病

适用于轻、中、重度高血压，对重度高血压需与利尿药或β受体阻滞药合用。

4. 不良反应与禁忌证

常见的是**首剂现象**，即患者首次用药后引起（一般在90分钟内）体位性低血压，出现心悸、晕厥、甚至意识消失的现象。可采用首剂量减半、临睡前服用、服用前一天停用其他抗高血压药等措施避免首剂现象。

三、去甲肾上腺素能神经末梢阻滞药

【利血平】

利血平主要作用于去甲肾上腺素能神经末梢，耗竭NA，从而使交感神经的兴奋性降低，血管扩张，心率减慢，血压下降。降压作用缓慢、温和而持久，可用于轻度高血压，与噻嗪类利尿药合用疗效增强，现已少用。不良反应较多，常见的副作用是由副交感神经偏亢而引起，长期用药可引起消化性溃疡、抑郁症、性功能障碍等。

四、直接扩张血管药

【硝普钠】

1. 化学与药动学

硝普钠属于硝基类化合物，口服不吸收，需静脉滴注给药。水溶液不稳定，遇光、热或长期贮存易产生有毒的氰化物。

2. 作用与机制

硝普钠属于硝基类扩血管药，在血管平滑肌内代谢释放NO，激活鸟苷酸环化酶，使cGMP增加，降低细胞内Ca^{2+}浓度，使肌球蛋白轻链去磷酸化而松弛血管平滑肌。硝普钠扩张小血管作用起效快、作用强、持续时间短。

3. 应用与疾病

临床上治疗急、危、重高血压（高血压危象、高血压脑病、恶性高血压等）或用于麻醉时控制性降血压。

4. 不良反应与禁忌证

静脉滴注过快可致血压过低，剂量过大或用药时间过长可引起硫氰酸盐中毒（抢救用硫代硫酸钠）。

5. 用法

静脉滴注时应用黑纸包裹药瓶，以免见光分解，产生毒性。

【肼屈嗪】

肼屈嗪直接舒张小动脉而降低血压。可反射性提高交感张力（兴奋心脏、水钠潴留）而形成耐受性，故常与其他抗高血压药合用治疗中度高血压。

五、肾素抑制药

【瑞米吉仑】

瑞米吉仑可抑制肾素的活性，干扰血管紧张素Ⅰ的生成，降低血压。口服易吸收，降血压作用较强，对不宜用ACEI的患者可使用该类药物。

六、中枢交感神经抑制药

【可乐定】

可乐定通过激动中枢与外周咪唑啉I_1受体、α_2受体，使外周交感神经兴奋性降低，血压下降。此外，尚有抑制胃肠分泌与运动、镇静等作用。临床上可用于高血压合并消化道溃疡的患者。

【莫索尼定】

莫索尼定选择性激动中枢咪唑啉I_1受体，使外周交感神经活性降低，血压下降。临床上适用于轻、中度高血压。不良反应较少。

七、钾通道开放药

【米诺地尔】

米诺地尔可激活血管平滑肌细胞膜ATP敏感性K^+通道，促K^+外流，细胞膜超级化而抑制Ca^{2+}内流，导致小动脉平滑肌舒张而降低血压。可反射性引起心率加快和水钠潴留，故常与利尿药、β受体阻滞药合用治疗轻、中度高血压。

八、其他扩血管药

【吲达帕胺】

吲达帕胺具有钙通道阻滞作用，尚有利尿作用。通过舒张血管，降低外周阻力，减少血容量而降低血压。适用于老年人、糖尿病、肾功能不全的轻、中度高血压患者。

第四节　抗高血压药的应用原则

1. 平稳降压：使用抗高血压药将血压控制在138mmHg/83mmHg左右，并尽量降低血

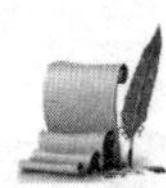

压的波动性，以减轻靶器官的损伤。应尽量选中、长效药，从小剂量开始，逐步增量降压。

2. 依血压高低选药：轻度高血压首先采用非药物治疗措施，无效时可选用一种一线抗高血压药治疗；中度高血压在利尿药的基础上合用一线抗高血压药；重度高血压在上述用药的基础上加大剂量或采用三联用药。

3. 从并发症、不良反应选药：高血压合并肾功能不良者宜选ACEI、钙通道阻滞药；高血压合并心动过速且50岁以下者宜选β受体阻滞药；高血压合并消化道溃疡者宜用可乐定而禁用利血平；高血压合并糖尿病或痛风者不宜用噻嗪类利尿药。

4. 联合用药：联合用药可增强疗效，减少各药的不良反应。中、重度高血压宜采用二联用药，在利尿药的基础上加用一线抗高血压药；无效时可采用三联用药，在二联的基础上加用其他抗高血压药。

5. 治疗个体化：不同的患者因年龄、血压高低、并发症、对药物的敏感性等有差异，选择的药物及剂量均不同，称为“个体化治疗”。

6. 长期治疗：目前原发性高血压尚无根治的方法，临床上需长期甚至终身服用药物，更换药物也需逐步替代。

练习题

一、单选题

1. 最适合治疗高肾素型高血压的药物是（　　）。

A. 普萘洛尔　B. 硝苯地平　C. 利血平　D. 硝普钠

2. 哌唑嗪降血压的机理是阻滞了（　　）。

A. 突触前膜α_1-受体　B. 突触前膜α_2-受体

C. 突触后膜α_1-受体　D. 突触后膜α_2-受体

3. 可出现“首剂现象”的抗高血压药是（　　）。

A. 硝普钠　B. 哌唑嗪　C. 普萘洛尔　D. 利血平

4. 适合于溃疡病与禁用于溃疡病的抗高血压药物分别是（　　）。

A. 可乐定与普萘洛尔　B. 可乐定与利血平

C. 普萘洛尔与利血平　D. 哌唑嗪与普萘洛尔

5. 易引起持续性干咳的是（　　）。

A. 普萘洛尔　B. 氢氯噻嗪　C. 卡托普利　D. 利血平

6. 具有预防和逆转心血管系统重构的抗高血压药物是（　　）。

A. α受体阻滞剂　B. 利尿药

C. β受体阻滞剂　　D. 血管紧张素转换酶抑制剂

7. 卡托普利能抑制（　　）。

A. Na^+-K^+-ATP酶　B. 碳酸酐酶　C. 血管紧张素转换酶　D. 磷酸二酯酶

8. 治疗高血压危象宜选用（　　）。

A. 普萘洛尔　B. 氢氯噻嗪　C. 依那普利　D. 硝普钠

9. 通过阻滞血管紧张素Ⅱ受体而用于治疗高血压的药物是（　　）。

A. 氯沙坦　B. 硝普钠　C. 可乐定　D. 肼屈嗪

10. 直接舒张小动脉平滑肌的降压药是（　　）。

A. 利血平　B. 氢氯噻嗪　C. 可乐定　D. 肼屈嗪

二、多选题

1. 与卡托普利降血压有关的物质是（　　）。

A. 血管紧张素Ⅱ　B. 肾素　C. 缓激肽　D. 醛固酮

2. 硝普钠能迅速降低血压的原因是能强烈的舒张（　　）。

A. 小动脉　B. 小静脉　C. 大动脉　D. 腔静脉

3. 普萘洛尔通过阻滞（　　）β受体而获得降血压作用。

A. 心脏　B. 肾小球旁细胞　C. 突触前膜　D. 下丘脑、延髓

4. 利血平通过耗竭NA而降低血压，具体包括（　　）。

A. 抑制囊泡摄取儿茶酚胺　B. 促进儿茶酚胺向胞浆弥散

C. 提高COMT、MAO的活性　D. 抑制酪氨酸羟化酶的活性

5. 卡托普利的药理作用是（　　）。

A. 抑制肾素-血管紧张素系统　B. 降低心脏的前后负荷

C. 减少缓激肽的降解　D. 抑制心血管重构

6. 硝普钠的药理作用特点是（　　）。

A. 必须注射用药才有降血压作用　B. 具有速效、强效、短效的降血压特点

C. 提高血管内皮细胞cAMP的含量而舒张血管　D. 遇光分解，疗效降低

三、问答题

1. 举例简述抗高血压药物的分类。

2. 简述氢氯噻嗪、卡托普利、硝苯地平、普萘洛尔的降血压机制。

3. 简述抗高血压药的用药原则。

4. 简述肼屈嗪与氢氯噻嗪或普萘洛尔配伍用于治疗高血压的机制。

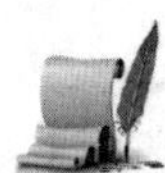

第二十六章　抗心律失常药

心律失常是指心脏搏动的频率和/或节律异常，甚至影响心脏泵血。广义的心律失常包括缓慢型和快速型两类：缓慢型心律失常主要有窦性心动过缓、房室传导阻滞等，可用阿托品、异丙肾上腺素等来治疗。快速型心律失常即狭义的心律失常可分为室上性心律失常（窦性心动过速、房性早搏、房性心动过速、心房扑动、心房颤动、阵上速等）和室性心律失常（室性早搏、室性心动过速、心室颤动等）。应从Na^+、Ca^{2+}、K^+对心肌电生理的影响着手，理解药物抗心律失常的作用机制。

第一节　心律失常的电生理学基础

一、正常心肌电生理

1. 正常心肌膜电位与动作电位：

（1）静息膜电位——细胞内K^+外流而形成外正内负的静息电位。

（2）动作电位——包括除极与复极，具体分为0~4相：

0相（除极期）：快反应细胞（心房肌、心室肌）：胞外Na^+快速内流，除极快；

慢反应细胞（窦房结、房室交界）：胞外Ca^{2+}缓慢内流，除极慢。

1相（快速复极初期）：K^+快速外流引起；

2相（平台期）：K^+外流的基础上Ca^{2+}内流；

3相（快速复极末期）：Ca^{2+}内流停止，K^+快速外流；

注：由1、2、3相组成复极期，由于Ca^{2+}内流而延缓了复极进程，延长了有效不应期(ERP)。由除极期与复极期组成动作电位时程（APD）。

4相（静息期）：膜电位恢复到外正内负的静息电位状态，此时激活Na^+–K^+–ATP酶，细胞摄钾排钠直至恢复到动作电位之前的离子分布状态。

2. 自律性与正常起搏点：部分心肌细胞在无外来刺激的情况下，自发产生动作电位的特征叫自律性。心肌自律性细胞主要包括窦房结、房室交界及冲动传导组织。上一次动作电位完成后、膜电位恢复到静息电位（最大舒张电位、MDP）时，立即开始缓慢除极，当膜电位达到阈电位水平时即激发下一次动作电位的发生。其中窦房结、房室交界的自动除极由Ca^{2+}内流引起，冲动传导组织由Na^{+}内流引起。影响自律性的因素有：自动除极的速度（Ca^{2+}、Na^{+}内流的速度）、最大舒张电位水平（K^{+}外流的速度）与阈电位水平（细胞膜的稳定性）及其之间的距离。在正常状态下，窦房结自律性高，舒张电位与阈电位之间的距离小、细胞自动除极速度快，易于自动除极而成为正常起搏点。

3. 传导性与动作电位幅度：心肌细胞将接受到的动作电位迅速传遍整个细胞并传到临近细胞，引起整个心房或心室几乎同时收缩。心肌细胞对动作电位的传导速度主要由静息电位来决定，K^{+}外流速度越快，静息电位负值越大，除极时Na^{+}的电位梯度越大，Na^{+}内流越快，动作电位的幅度越大，传导越快。

4. 兴奋性与有效不应期：心肌细胞受到刺激时产生动作电位的性能称为兴奋性。从除极开始到复极膜电位恢复到约-60mV的时间内，心肌细胞对任何刺激不引起可扩布的动作电位，这段时间称为有效不应期（ERP）。由于心房肌、心室肌除极速度非常快，复极比较慢，故其ERP主要由复极速度，即K^{+}外流速度来决定。一般来说，有效不应期与动作电位时程（APD）的变化基本一致，当ERP/APD比值增大，细胞膜的稳定性增强。

二、心律失常发生的电生理学机制

1. 冲动形成异常：Ca^{2+}、Na^{+}内流加快而使自动除极速度加快、K^{+}外流减慢而使静息电位水平上移，上述两方面的因素均能提高心肌细胞的自律性，引起快速型心律失常。

2. 冲动传导异常：单向阻滞而引起冲动折返是早搏、扑动、颤动等快速型心律失常的机制之一。冲动在心房肌或心室肌传递过程中，冲动相遇时可相互消失在对方的有效不应期之内，在病理状态下形成单向阻滞（即沿正常方向传导受阻但可沿相反方向传导），从其他方向传来的冲动在单向阻滞ERP之外，可沿单向阻滞部位逆行传导而形成冲动折返。

3. ERP/APD的比值减小：ERP/APD比值减小时，(APD－ERP)/APD比值增大。在动作电位时程之内、有效不应期之外（APD－ERP）的这段时间内膜电位不稳定，在低血钾、强心苷中毒等病理状态下，易引起动作电位（即触发活动），出现过速型心律失常。

第二节　抗心律失常药的基本作用机制与分类

一、抗心律失常药的基本作用机制

1. 降低自律性：（1）减慢自动除极速度——抑制Ca^{2+}、Na^{+}内流，使自动除极速度减慢而降低自律性；（2）下移静息电位——促进K^{+}外流，使静息电位水平下移，加大

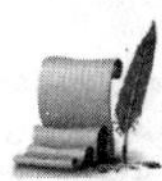

静息电位与阈电位之间的距离，使自动除极的时间延长而降低自律性。

2. 消除折返：（1）促进传导、消除阻滞——促进K^+外流，降低静息电位，加大动作电位幅度，改善传导，消除单向阻滞；（2）减慢传导、变单阻为双阻——抑制Na^+内流，减慢除极速度，缩小动作电位幅度，减慢传导速度，使单向阻滞变为双向阻滞，消除折返激动。

3. 减少后除极：（1）促进K^+外流，加速复极，相对延长ERP，或者抑制K^+外流，抑制复极，绝对延长ERP，使ERP/APD比值增大，减少早后除极；（2）降低细胞内Ca^{2+}浓度，$3Na^+$–Ca^{2+}交换减少，抑制Na^+内流（内向电流），减少迟后除极。

总之，抗心律失常药的作用机制是抑制Ca^{2+}、Na^+内流、促进或抑制K^+外流。

二、抗心律失常药的分类

Ⅰ类 钠通道阻滞药

ⅠA类 适度阻滞钠通道：奎尼丁（适度抑制Na^+内流，轻度抑制K^+外流）

ⅠB类 轻度阻滞钠通道：利多卡因（轻度抑制Na^+内流，主要促进K^+外流）

ⅠC类 高度阻滞钠通道：普罗帕酮（高度抑制Na^+内流）

Ⅱ类 β受体阻滞药：普萘洛尔（抑制Ca^{2+}、Na^+内流）

Ⅲ类 延长动作电位时程（APD）药：胺碘酮（抑制K^+外流）

Ⅳ类 钙通道阻滞药：维拉帕米（抑制Ca^{2+}内流）

第三节　常用抗心律失常药

一、Ⅰ类 钠通道阻滞药

（一）ⅠA类 适度阻滞钠通道

适度抑制Na^+内流，降低异位起搏点的自律性，减慢传导速度，变单向阻滞为双向阻滞而消除折返激动；轻度抑制K^+外流，延长ERP，加大ERP/APD比值，减少折返的发生。

【奎尼丁】

1. 化学与药动学

奎尼丁是奎宁的右旋体，口服吸收好，起效快，$t_{1/2}$为6小时。

2. 作用与机制

（1）降低自律性：适度抑制Na^+内流，降低心房肌、心室肌、浦肯野纤维等异位起搏点的自律性。

（2）减慢传导速度：适度抑制Na^+内流，心房肌、心室肌、浦肯野纤维的传导速度减慢，使单向阻滞变为双向阻滞，消除冲动折返。

(3) 绝对延长ERP：轻度抑制K^+外流，延长ERP，加大ERP/APD比值，减少折返激动。

(4) 其他作用：阻滞α受体、M受体。

3. 应用与疾病

奎尼丁为广谱抗心律失常药，但安全范围小而限制了应用。可用于房扑、房颤、室上性和室性早搏。

4. 不良反应与禁忌证

奎尼丁安全范围小，不良反应较多，具体有 (1) 胃肠道反应；(2) 低血压、心律失常等心血管反应；(3) **金鸡纳反应**（金鸡纳树皮中的生物碱引起的中毒反应）；(4) 过敏反应等。

(二) ⅠB类 轻度阻滞钠通道

轻度抑制Na^+内流，主要促进K^+外流，降低异位起搏点的自律性，相对延长ERP，减少折返的发生。

【利多卡因】

1. 化学与药动学

首关效应明显，口服无效，一般注射用药。

2. 作用与机制

(1) 降低自律性：抑制Na^+内流，使异位起搏点自动除极速度减慢；促进K^+外流，使静息电位下移，从而降低浦肯野纤维的自律性。

(2) 改变传导性：抑制Na^+内流而使除极幅度减小，促进K^+外流使复极后静息电位下移，故对动作电位幅度及传导速度的影响不能确定，在病理状态下对浦肯野纤维传导速度的影响与血钾有关：当细胞外K^+升高时（如心肌缺血），抑制Na^+内流，传导减慢，使单向阻滞变为双向阻滞而消除折返；当细胞外K^+降低时（如低血钾），促进K^+外流，加快传导，消除单向阻滞。

(3) 相对延长ERP：促进K^+外流，加速复极，使APD与ERP减小，ERP/APD比值增大，减少折返激动。

3. 应用与疾病

室性心律失常，是治疗急性心肌梗死引起的室性心律失常的首选药。

【苯妥英钠】

苯妥英钠的药理作用与临床应用与利多卡因类似。因能与强心苷竞争Na^+-K^+-ATP酶，更适合于治疗强心苷中毒引起的室性心律失常。

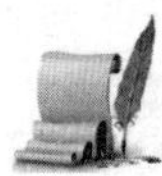

(三) ⅠC类 重度阻滞钠通道

【普罗帕酮】

重度抑制Na^+内流，降低异位起搏点的自律性，降低动作电位幅度而明显减慢传导速度，使单向阻滞变为双向阻滞而消除折返。可用于室性、室上性期前收缩、心动过速等。此外，尚有较弱的阻滞β受体及钙通道的作用。

二、Ⅱ类 β受体阻滞药

【普萘洛尔】

普萘洛尔阻滞窦房结β受体，降低窦房结、心房与心室的自律性；治疗剂量的普萘洛尔可相对延长ERP，有利于消除折返激动。适用于治疗与交感神经过度兴奋有关的心律失常，临床上主要用于治疗室上性心律失常。

三、Ⅲ类 延长动作电位时程药

阻滞钾通道，抑制K^+外流而抑制复极过程，延长APD与ERP。药物有胺碘酮、索他洛尔等。

【胺碘酮】

1. 化学与药动学

胺碘酮脂溶性高，口服、注射均可。肝脏代谢后经胆汁、粪便排泄，$t_{1/2}$长。

2. 作用与机制

胺碘酮阻滞钾通道而抑制K^+外流，此外对Na^+、Ca^{2+}内流有一定的阻滞作用。

(1) 降低自律性：降低窦房结和浦肯野纤维的自律性。

(2) 减慢传导：减慢房室结和浦肯野纤维的传导。

(3) 显著延长APD与ERP：阻滞K^+外流而抑制复极过程，延长APD与ERP。

3. 应用与疾病

胺碘酮为广谱抗心律失常药，是目前治疗冠心病、心功能不全时心律失常的常用药。

4. 不良反应与禁忌证

不良反应较多，且与剂量及疗程成正比。严重的有致死性肺毒性与肝毒性。

四、Ⅳ类 钙通道阻滞药

【维拉帕米】

1. 作用与机制

(1) 降低自律性：抑制Ca^{2+}内流，减慢窦房结、房室结自动除极速度，降低自律性。

(2) 减慢传导速度：抑制Ca^{2+}内流，减慢房室结传导速度，变单向阻滞为双向阻滞而消除折返。

(3) 延长APD与ERP：抑制Ca^{2+}内流而抑制自动除极，延长窦房结、房室结的ERP、APD。

2. 应用与疾病

维拉帕米是治疗室上性和房室结折返引起的心律失常的常用药，是治疗阵发性室上性心律失常的首选药。

第四节　抗心律失常药的用药原则

1. 消除诱因：去除诱因是治疗心律失常最基本的治疗措施。

2. 依适应证选药：如普萘洛尔治疗窦性心动过速最有效，维拉帕米对阵发性室上性心动过速疗效佳，苯妥英钠对强心苷中毒引起的室性心律失常最有效。

3. 尽量减少不良反应：根据患者的具体情况选药，尽量减少不良反应。另抗心律失常药均可引起心律失常。

练习题

一、单选题

1. 利多卡因主要（　　）来治疗室性心律失常。

A. 抑制Na^+内流　　B. 促进K^+外流

C. 促进Cl^-内流　　D. 抑制Ca^{2+}内流

2. 急性心肌梗塞引起的室性心动过速首选（　　）。

A. 奎尼丁　　B. 利多卡因　　C. 普萘洛尔　　D维拉帕米

3. 治疗房室结折返引起的室上性心律失常首选（　　）。

A. 奎尼丁　　B. 普萘洛尔　　C. 维拉帕米　　D胺碘酮

4. 属于延长动作电位时程的抗心律失常药是（　　）。

A. 索他洛尔　　B. 利多卡因　　C. 维拉帕米　　D美托洛尔

5. 维拉帕米抗心律失常的药理作用机制是（　　）。

A. 促进Ca^{2+}内流　　B. 增加心肌收缩力

C. 抑制Ca^{2+}内流　　D. 降低浦氏纤维的自律性

6. 主要用于治疗室性心律失常，对室上性心律失常基本无效的药物是（　　）。

A. 利多卡因　　B. 普萘洛尔　　C. 胺碘酮　　D. 维拉帕米

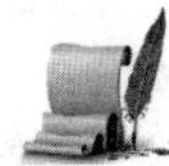

7. 治疗窦性心动过速宜选用的药物是（ ）。

A. 利多卡因 B. 苯妥英钠 C. 普萘洛尔 D. 溴苄胺

8. 具有肺毒性和光过敏反应的抗心律失常药是（ ）。

A. 普罗帕酮 B. 胺碘酮 C. 地尔硫䓬 D. 维拉帕米

二、多选题

1. 奎尼丁对心肌电生理的影响是（ ）。

A. 抑制Na^+内流 B. 抑制K^+外流 C. 抑制Ca^{2+}内流 D. 促进K^+外流

2. 奎尼丁与利多卡因对心肌电生理影响的共同点是（ ）。

A. 降低自律性 B. 消除折返激动 C. 减慢传导速度 D. 相对延长ERP

3. 可用于治疗阵发性室上性心动过速的药物有（ ）。

A. 普萘洛尔 B. 维拉帕米 C. 地高辛 D. 胺碘酮

4. 药物消除折返激动的机制有（ ）。

A. 绝对延长ERP B. 增强或减弱膜的反应性

C. 相对延长ERP D. 促使邻近细胞的ERP趋向均一性

5. 药物降低心电冲动产生频率的机理是（ ）。

A. 促进K^+外流，降低静息电位水平

B. 抑制Na^+内流，降低异位起搏点的自律性

C. 抑制Ca^{2+}内流，降低窦房结的自律性

D. 增加细胞膜的稳定性，提高阈电位水平

6. 心电传导要形成冲动折返必须具备的条件是（ ）。

A. 生理上具有环形通路

B. 冲动沿环形通路传导一次的时间大于心肌有效不应期

C. 环形通路上有单项阻滞

D. 电冲动传导速度要快

三、问答题

1. 举例简述抗心律失常药的分类。

2. 简述抗心律失常药治疗心律失常的作用机制。

第二十七章　治疗慢性心功能不全的药物

慢性心功能不全（CHF）又称充血性心力衰竭（简称心衰），是指多种病因导致心脏泵血功能减退而引起动脉缺血、静脉淤血的综合征。静脉淤血是CHF的临床症状：左心衰竭表现为肺淤血、呼吸困难、咳嗽甚至肺水肿；右心衰表现为体静脉淤血，如胃肠道淤血、肝淤血、水肿、呼吸困难等。动脉缺血是促使CHF病情发展的动因。

第一节　慢性心功能不全的病理机制及其药物分类

一、慢性心功能不全的病理机制

动脉缺血是促使慢性心功能不全发生、发展的动因。CHF时，心输出量相对或绝对减少，机体处于相对或绝对缺血、缺氧状态，影响组织器官代谢。全身组织缺氧引起交感神经兴奋，使心脏兴奋、血管收缩、水钠潴留，目的是增加供血、缓解缺氧，但在增加供血、供氧的同时引起一系列生理病理变化。

1. 心血管系统：交感神经兴奋，引起心率加快、耗氧量增加、心肌缺血、心脏泵血功能减退，这是CHF生理病理变化的核心因素。

2. RAAS系统：肾素-血管紧张素-醛固酮系统（RAAS）激活，使血管收缩、水钠潴留，心脏前、后负荷加大，进一步可引起心脏重构，而心脏重构可加重心肌缺血、缺氧，降低心功能。总之，CHF、全身缺氧引起交感神经兴奋，使水钠潴留、血容量增加，血管收缩、回心血量增加，心脏负荷加大，心肌收缩力增加而诱发其重构，是促使CHF进一步发展、恶化的动因。

二、治疗慢性心功能不全的药物分类

药物治疗CHF的主要目的是增加心输出量、减轻心脏负荷，主要药物有：

1. 增加心输出量的药物（正性肌力药）：

（1）强心苷类：地高辛、洋地黄毒苷、毒毛花苷K等。

（2）非强心苷类：β受体兴奋药（多巴酚丁胺等）、磷酸二酯酶Ⅲ抑制药（氨力农）。

2. 减轻心脏负荷的药物：

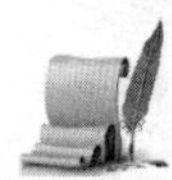

(1) 利尿药：氢氯噻嗪、呋塞米、螺内酯等。

(2) 扩张血管药：直接扩张血管药（硝酸甘油、硝普钠、哌唑嗪等）、钙通道阻滞药（氨氯地平等）

3. 肾素–血管紧张素–醛固酮系统抑制药：ACE抑制药（卡托普利）、AT_1抑制药（氯沙坦）、醛固酮抑制药（螺内酯）、

4. 其他药物：β受体阻滞药（美托洛尔、卡维地洛等）

第二节　强心苷

1. 化学与药动学

强心苷来源于植物，提取后水解为毒性较小的次级苷用于临床。强心苷由苷元和糖组成，苷元是强心苷强心的部位，糖通过增加苷元的极性而影响药动学。临床上常用的强心苷类药物有洋地黄毒苷、地高辛、毛花苷C、毒毛花苷K等，脂溶性差异较大并影响其药动学，具体见表6–1。

表6–1　临床常用强心苷的药动学部分参数

药　物	脂溶性	口服吸收(%)	给药	起效(分钟)	肝代谢(%)	$t_{1/2}$(天)
洋地黄毒苷	高 ┆ ┆ 低	95	口服	120	70	6
地高辛		75	口服	90	25	1.5
毛花苷C		30	静注	20	5	1
毒毛花苷K		3	静注	5	0	15小时

2. 作用与机制

(1) 强心苷增强心肌收缩力的作用机制：治疗剂量的强心苷能轻度抑制Na^+–K^+–ATP酶，使细胞内Na^+增加，促进Na^+–Ca^{2+}交换，细胞内Ca^{2+}增加而增强心肌收缩力。

(2) 强心苷对心脏的作用：对衰竭心脏，治疗剂量的强心苷直接增加心肌收缩力，提高心输出量，全身供血、供氧充足，使反射性升高的交感神经兴奋性恢复正常，心率减慢，血管扩张，水钠排出，心脏前、后负荷降低，衰竭心脏的耗氧量减少。因此强心苷对衰竭心脏的作用有：① 正性肌力作用；② 负性频率作用；③ 增加衰竭心脏的心输出量；④ 延长心舒期；⑤ 降低衰竭心脏的耗氧量。

对正常心脏，由于心肌收缩力增强而使每搏输出量一过性增加，随着全身组织代谢

产物浓度的降低、血管收缩（毛细血管关闭增加）而使外周阻力增加，每搏输出量恢复正常。由于心肌收缩力与后负荷增加，而心率与前负荷变化不大，故强心苷不会降低正常心脏的耗氧量。

（3）强心苷对心肌电生理的影响：强心苷对心肌电生理的影响包括两个方面，即对心肌细胞的直接作用与抑制迷走神经的间接作用。迷走神经对心室的抑制作用弱而对室上部分抑制作用强，故强心苷对室上部分的作用主要表现为兴奋迷走神经而产生的作用，对心室部分则表现为对心肌细胞的直接作用。

强心苷兴奋迷走神经而抑制Ca^{2+}内流、促进K^{+}外流。对窦房结，促进K^{+}外流而使静息电位下移，抑制Ca^{2+}内流而减慢自动除极的速度，窦房结降低自律性；对心房肌，促进K^{+}外流而加速复极，缩短心房肌有效不应期；对房室结，抑制Ca^{2+}内流而使传导速度减慢。强心苷抑制Na^{+}–K^{+}–ATP酶而使细胞失钾，K^{+}外流速度减慢而使静息电位水平上移，自律性提高，这是强心苷中毒引起室性心律失常的主要原因。

（4）强心苷改善心功能后的作用：

① 利尿——强心苷增加心输出量、增加肾血流量而增加尿量，抑制Na^{+}–K^{+}–ATP酶而抑制Na^{+}的重吸收，利尿而改善肾功能。

② 强心苷缓解心衰患者全身缺血缺氧的状态，使偏亢的交感神经兴奋性下降，异常激活的RAAS恢复正常，缓解了心血管系统的重构，进一步改善心功能。

3. 应用与疾病

（1）慢性心功能不全：强心苷对不同病因引起的心功能不全其疗效亦有差异，具体见表6–2。

表6–2　强心苷对不同病因或并发症慢性心功能不全的疗效

心功能不全病因或并发症	疗效
伴有房颤或心室率过快的心功能不全	最好
心瓣膜病、先心病、动脉硬化及高血压引起的心衰	良好
继发于甲亢、贫血或维生素B_1缺乏的心衰	较差
肺心病、严重心肌损伤或活动性心肌炎（易中毒）	不佳
伴有机械性梗阻的心衰（心输出量增加有限）	无效

（2）室上性心律失常：强心苷可治疗室上性心律失常，但可诱发室性心律失常。

① 心房颤动（房颤）——心房率350~650次/分钟，心室率100~160次/分钟。强心苷

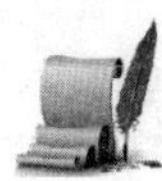

兴奋迷走神经而抑制Ca^{2+}内流，减慢房室结传导速度而增加隐匿性传导，降低心室率。

② 心房扑动（房扑）——心房率250~350次/分钟，心室率100~200次/分钟。房扑虽心房率低，但易传入心室而使心室率很高；使用强心苷缩短心房肌有效不应期，使心房率加快，房扑转变为房颤而降低心室率。

③ 阵发性室上性心动过速（阵上速）：强心苷兴奋迷走神经，降低心房的兴奋性而终止阵上速的发作。

4. 不良反应与禁忌证

强心苷的安全范围小，有效血药浓度接近中毒浓度的60%。另一方面，影响血药浓度的因素比较多，而患者对强心苷的敏感性有明显的个体差异，易发生中毒反应。

（1）强心苷中毒的症状：① 胃肠道反应——为中毒的早期症状，但应与强心苷尚未起效、心衰尚未控制之胃肠道淤血相区别。② 中枢反应——头痛失眠、乏力眩晕，而黄视、绿视等视色异常为停药指征。③ 心脏毒性——为强心苷最严重的中毒反应，可引起多种心律失常。在快速型心律失常中，出现室性早搏或联率时为停药指征；在缓慢型心律失常中，心率低于60次/分钟时为停药指征。

（2）强心苷中毒的防治：① 预防——消除诱因（低血钾、低血镁、高血钙、心肌缺血缺氧、肾功能低下），出现中毒先兆症状时，及时减药，同时停用排钾利尿药及糖皮质激素。② 治疗——停药；对过速型心律失常，应及时补钾并可用苯妥英钠来治疗；对缓慢型心律失常可用阿托品治疗；对地高辛严重中毒患者，可静脉注射地高辛抗体Fab片段来抢救。

5. 用法

（1）全效量法：即短期内获得全效，继之以维持量。对急性CHF患者，可采用毛花苷C静脉注射，在24小时内产生疗效（即速给法）；对病情较缓和的患者，可采用地高辛口服，使3~4天内产生疗效（即缓给法）。

（2）维持量法：按半衰期每日定量给药，经4–6个$t_{1/2}$血药浓度达坪，产生疗效。如每日给予地高辛0.25mg，6~7天即可获得疗效。

第三节 减轻心脏负荷的药物

慢性心功能不全时，心脏泵血功能减退，射血之后残存在心室的血量增加，导致心脏充血，心脏前负荷增加；由于动脉缺血、全身缺氧，反射性兴奋交感神经，使血管收缩，加重了心脏的后负荷。

1. 利尿药

利尿药通过排钠利尿，减少血容量而降低心脏前负荷；排钠作用使体内Na^+浓度降低，抑制Na^+-Ca^{2+}交换，降低细胞内Ca^{2+}浓度而使血管平滑肌舒张，降低心脏后负荷，改善心功能。噻嗪类利尿药临床适用于轻、中度心力衰竭患者，使用时应注意补钾或合用留钾利尿药。

2. 直接扩张血管药

扩张血管、降低心脏前后负荷，减少心肌耗氧量，改善心功能。常用的药物如哌唑嗪、硝普钠可扩张动、静脉血管，硝酸甘油主要扩张静脉血管，肼屈嗪、硝苯的平主要扩张动脉血管，应根据患者的血流动力学选用。

3. 钙通道阻滞药

钙通道阻滞药氨氯地平阻滞Ca^{2+}内流，扩张血管，降低心脏的负荷，同时具有缓解钙超负荷、抑制心血管重构等作用。可用于伴有高血压、心绞痛的CHF。

第四节　肾素–血管紧张素–醛固酮系统抑制药

1. 血管紧张素转化酶抑制药

血管紧张素转化酶（ACE）抑制药卡托普利等，抑制醛固酮释放，促进水、钠排出；使血管紧张素Ⅱ生成减少、抑制缓激肽水解而扩张血管，从而降低心脏前、后负荷。抑制血管紧张素Ⅱ、醛固酮的促生长作用，缓解心血管系统的重构。因此ACE抑制药已经成为治疗CHF的基础药。

2. AT_1抑制药

血管紧张素Ⅱ受体（AT_1）抑制药（氯沙坦、缬沙坦等）扩张血管，排出水钠，降低心脏负荷，抑制心血管系统重构，理论上可用于治疗CHF。

3. 醛固酮抑制药

螺内酯等醛固酮抑制药通过抑制醛固酮受体，促进水钠排出，降低心脏前负荷，抑制心脏重构，临床可用于治疗CHF。

第五节　β受体阻滞药

全身缺氧反射性兴奋交感神经是CHF导致心脏兴奋、血管收缩、水钠潴留，以及后续的一系列生理病理变化的始动因素；β受体阻滞药（卡维地洛等）可使交感神经的兴

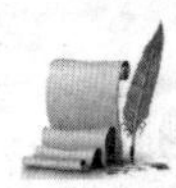

奋性降低，使CHF的多种致病机制得到遏制。但由于能降低心功能，故可用于心功能比较稳定的Ⅱ~Ⅲ级心力衰竭患者，并从小剂量开始使用。

练 习 题

一、单选题

1. 强心苷增加心肌收缩力的部位是（　　）。

A. 甙元　B. 糖　C. 甙元上的羟基　D. 糖上的羟基

2. 强心苷对（　　）引起的慢性心功能不全疗效良好。

A. 甲亢　B. 高血压　C. 心包积液　D. 肺源性心脏病

3. 不能用强心苷治疗的心律失常是（　　）。

A. 房扑　B. 房颤　C. 阵发性室上性心律失常　D. 室性早搏

4. 强心苷中毒引起的心动过速常选（　　）。

A. 利多卡因　B. 苯妥英钠　C. 普萘洛尔　D. 维拉帕米

5. 易产生心脏毒性的抗慢性心功能不全药是（　　）。

A. 地高辛　B. 米力农　C. 依那普利　D. 氢氯噻嗪

6. 主要通过增加心肌收缩力而改善心功能的药物是（　　）。

A. 依那普利　B. 普萘洛尔　C. 氢氯噻嗪　D. 地高辛

7. 对下列慢性心功能不全，地高辛疗效最佳的是（　　）。

A. 心脏瓣膜病引起的心力衰竭　B. 先天性心脏病引起的心力衰竭

C. 伴有心房颤动的心力衰竭　D. 甲亢引起的心力衰竭

8. 下列关于强心苷的叙述，正确的是（　　）。

A. 极性越大口服吸收率越高　B. 作用与交感神经递质及其受体有关

C. 具有正性频率作用　D. 安全范围小，易中毒

9. 与强心苷药理作用无关的离子是（　　）。

A. Na^+　B. K^+　C. Ca^{2+}　D. Cl^-

10. 强心苷中毒引起的窦性心动过缓可选用（　　）。

A. 苯妥英钠　B. 阿托品　C. 异丙肾上腺素　D. 普萘洛尔

二、多选题

1. 治疗剂量的强心苷对衰竭心脏的作用是（　　）。

A. 正性肌力作用　B. 负性频率作用　C. 增加心输出量　D. 减少心肌耗氧量

2. 强心苷对正常心血管系统的作用是（　　）。

A. 增加心肌收缩力　B. 增加心输出量　C. 增加心肌耗氧量　D. 收缩血管

3. 强心苷对心肌电生理的影响有（　　）。

A. 降低窦房结的自律性　　B. 缩短心房肌的有效不应期

C. 减慢房室结的传导速度　　D. 提高心室浦氏纤维的自律性

4. 能诱发强心苷中毒的电解质异常有（　　）。

A. 低血钾　　B. 低血镁　　C. 高血钙　　D. 低血钠

5. 强心苷中毒时可作为停药指征的先兆症状有（　　）。

A. 窦性过缓　　B. 室性早搏　　C. 黄视症或绿视症　　D. 胃肠反应

6. 强心苷中毒引起的心律失常有（　　）。

A. 室性早搏　　B. 房室阻滞　　C. 心动过速　　D. 心动过缓

7. 可用于治疗强心苷中毒所致心律失常的药物有（　　）。

A. 钾盐　　B. 苯妥英钠　　C. 利多卡因　　D. 阿托品

8. 急性左心衰伴心源性哮喘的患者可选用（　　）。

A. 呋塞米　　B. 吗啡　　C. 地高辛　　D. 甘露醇

9. 可用于治疗慢性心功能不全的药物有（　　）。

A. 洋地黄毒苷　　B. 卡托普利　　C. 氢氯噻嗪　　D. 氨氯地平

三、问答题

1. 简述强心苷对心脏的作用及其增加心肌收缩力的机制。

2. 强心苷对正常心脏和衰竭心脏心肌耗氧量有什么样的影响，为什么？

3. 简述强心苷中毒的症状及其防治措施。

第二十八章　抗心绞痛药

第一节　心绞痛与抗心绞痛药物分类

1. 概念：**心绞痛**是指由多种原因引起的暂时心肌缺血缺氧、无氧代谢产物堆积、刺激痛觉神经而引起的心前区、胸骨后剧烈疼痛的临床综合征。冠状动脉粥样硬化性心脏病（冠心病）是心绞痛最常见的病因，而凡是能提高心肌代谢水平的因素就成为心绞痛的诱发因素。临床上常见的心绞痛有稳定型心绞痛（多在体力劳动时发病）、不稳定型心绞痛（有初发、恶化、自发性等）、变异型心绞痛（冠脉痉挛所引起）等。

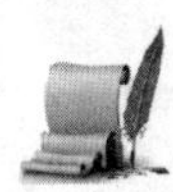

2. 病理机制：心绞痛的主要病理机制是心肌供氧与需氧平衡失调，冠心病或冠状动脉痉挛使冠流量减少，劳累、激动、饱食、感冒等诱因作用下心肌代谢水平提高、需氧量增加，供氧不能满足需氧而使无氧代谢产物集聚，诱发心绞痛。

3. 治疗方法：目前药物治疗心绞痛的方法是降低心肌耗氧量，增加缺血区供血。决定心肌耗氧量的主要因素有：①心肌收缩力，②心率，③心室壁张力（即心脏前后负荷，包括心室容积、动脉血压）。从理论上来说，凡是能使上述三个因素中的1个、2个或3个决定的耗氧量下降，即可缓解心绞痛。增加缺血区供血的手段有扩张狭窄或痉挛的血管、舒张侧枝血管、延长心脏舒张期等。

4. 抗心绞痛药物分类：

（1）硝酸酯类：硝酸甘油、硝酸异山梨酯、戊四硝酯。

（2）β受体阻滞药：普萘洛尔、美托洛尔、阿替洛尔。

（3）钙通道阻滞药：硝苯地平、维拉帕米、地尔硫䓬。

第二节　硝酸酯类

【硝酸甘油】

1. 化学与药动学

硝酸甘油属于硝酸酯类化合物，脂溶性高，口服吸收快，但首关效应达90%以上；舌下含服起效快，无首关效应；皮肤也能吸收且作用持久。

2. 作用与机制

硝酸甘油属于硝基类扩血管药，在血管平滑肌内代谢释放NO，激活鸟苷酸环化酶，使cGMP增加，降低细胞内Ca^{2+}浓度，使肌球蛋白轻链去磷酸化而松弛血管平滑肌。

（1）降低心肌耗氧量：硝酸甘油扩张血管，降低心脏前、后负荷，减少心肌耗氧量。

（2）增加缺血区供血：① 硝酸甘油扩张血管而降低心脏负荷，减轻对心内膜下血管的压力而增加心内膜供血；② 扩张心内膜下较大血管，增加缺血区供血；③ 刺激侧支生成或扩张侧支血管，增加缺血区供血。

3. 应用与疾病

（1）心绞痛：硝酸甘油可用于治疗各型心绞痛，是治疗稳定型心绞痛的首选药，舌下给药可控制急性发作。

（2）急性心肌梗死：硝酸甘油降低心肌耗氧量、增加缺血区供血并降低血液黏稠度，缩小梗死范围。

(3) 慢性心功能不全。

4. 不良反应与禁忌证

可见颜面潮红、心悸、低血压等不良反应，长期或大剂量用药可产生耐受性。青光眼、颅内高压者禁用。

第三节　β受体阻滞药

【普萘洛尔】

普萘洛尔阻滞心脏β_1受体，使心率减慢、心肌收缩力减弱，降低心肌耗氧量；普萘洛尔阻滞心脏β_2受体，使冠脉收缩、阻力增加，缺血区血管由于无氧代谢产物堆积而扩张，使缺血区血流量增加。因此，普萘洛尔宜与硝酸酯类药物合用治疗稳定型心绞痛；但易引起冠脉收缩，故禁用于变异型心绞痛。

第四节　钙通道阻滞药

钙通道阻滞药阻滞Ca^{2+}内流，扩张血管而降低心脏前后负荷，兼之负性肌力与负性频率作用，降低心肌耗氧量；扩张侧支血管、解除冠状动脉痉挛，增加缺血区供血。此外还有缓解钙超负荷而保护心肌细胞等作用。在临床上，硝苯地平扩血管作用强而对变异型心绞痛疗效好，维拉帕米抑制心脏的作用强而尤其适用于伴有心律失常的心绞痛患者。

第五节　抗心绞痛药的联合应用

硝酸甘油扩张血管、降低心脏负荷而减少心肌耗氧量；但扩张血管、降低血压可反射性兴奋心脏，使心脏耗氧量增加，这不利于心绞痛的治疗。

硝苯地平主要扩张血管、降低心脏负荷而降低心肌耗氧量；但扩张血管、降低血压可反射性兴奋心脏，一般与直接的比较弱的抑制心脏的作用相抵消，心率变化不大，但剂量过大或扩血管作用过强，可引起心率加快，使心脏耗氧量增加，这不利于心绞痛的治疗。

普萘洛尔阻滞心脏β_1受体，使心率减慢、心肌收缩力减弱而降低耗氧量；但心肌收缩力减弱可降低心输出量，心脏射血后心室容积增大，阻滞β_2受体而使外周阻力增高，

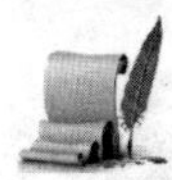

心脏前、后负荷增加而使心脏耗氧量增加，这不利于心绞痛的治疗。

上述扩血管药（硝酸甘油或硝苯地平）与β受体阻滞药（普萘洛尔）合用，一方面β受体阻滞药可抑制扩血管药引起的心率加快，而扩血管药可降低β受体阻滞药引起的心室容积扩大与外周阻力增高，两类药物合用，在心肌收缩力、心率与心室壁张力等方面相互消除对方治疗心绞痛不利的作用，从而全面、协同降低心肌耗氧量，提高疗效；另一方面，合用后每个药物的剂量减小，不良反应减轻，从而实现增效减毒的用药目的。

练习题

一、单选题

1. 硝酸酯类、β受体阻断剂和钙通道阻滞药治疗心绞痛时，均能（　　）。

A. 降低心肌耗氧量　B. 减慢心率　C. 降低心脏负荷　D. 抑制心肌收缩力

2. 普萘洛尔不宜单独用于（　　）心绞痛。

A. 劳累型　B. 稳定性型　C. 不稳定型　D. 变异型

3. 治疗伴有高血压或心律失常的心绞痛患者的最佳选药是（　　）。

A. 硝酸甘油　B. 普萘洛尔　C. 硝苯地平　D. 亚硝酸异戊酯

4. 硝酸甘油舒张血管平滑肌的作用机制是（　　）。

A. 对血管的直接舒张作用　B. 阻滞钙通道

C. 阻滞α受体　D. 产生一氧化氮，使细胞内环磷酸鸟苷升高

5. 易产生耐受性的药物是（　　）。

A. 普萘洛尔　B. 维拉帕米　C. 硝酸甘油　D. 地尔硫䓬

6. 治疗变异型心绞痛宜选用的药物是（　　）。

A. 硝苯地平　B. 普萘洛尔　C. 曲美他嗪　D. 双嘧达莫

二、多选题

1. 硝酸甘油的特点是（　　）。

A. 首过效应明显，常舌下含服

B. 舒张血管，减少心肌耗氧量，增加缺血区供血

C. 片剂易失效，应及时更换

D. 预防用药宜小剂量、间歇用药，以免形成耐受性

2. 可用于治疗变异型心绞痛的药物是（　　）。

A. 硝酸甘油　B. 硝苯地平　C. 普萘洛尔　D. 卡托普利

3. 硝酸甘油对心血管的作用包括（　　）。

A. 释放NO，舒张平滑肌　B. 舒张血管，减轻心脏负荷

C. 扩张痉挛的血管，增加缺血区供血　　D. 抑制心脏. 减慢心率

4. 硝酸甘油的用药方式有（　　）。

A. 口服　　B. 静脉注射　　C. 舌下含服　　D. 经皮给药

5. 硝酸甘油临床可用于治疗（　　）。

A. 心绞痛　B. 急性心肌梗死　C. 慢性心功能不全　D. 心律失常

6. 对伴有哮喘的心绞痛患者宜选用（　　）。

A. 硝酸甘油　　B. 普萘洛尔　　C. 硝苯地平　　D. 吲哚洛尔

7. 急性心绞痛患者医生处方硝酸甘油片，舌下含服，药师应交代的注意事项包括（　　）。

A. 服药时尽量采取坐位或卧位

B. 口腔黏膜干燥者可先用水润湿口腔后再含服

C. 服药后可能出现头痛、面部潮红等症状

D. 15分钟内重复给药3次，症状仍不能缓解者应及时就医

三、问答题

1. 简述硝酸甘油治疗心绞痛的机制。

2. 简述硝酸甘油与普萘洛尔合用治疗心绞痛的增效机制。

第二十九章　抗动脉粥样硬化药

动脉粥样硬化（AS）是指动脉血管壁炎症性、退行性和增生性病变过程。AS主要发生在大、中动脉，其影响脏器供血并成为心、脑血管疾病的主要病理学基础。抗动脉粥样硬化的药物主要是调血脂药，此外还有抗氧化剂、多烯脂肪酸及保护血管内皮药等。

第一节　血脂及其转运

血脂包括胆固醇（Ch）、三酰甘油（TG）、磷脂（PL）和游离脂肪酸（FFA）等，胆固醇又分为胆固醇酯和游离胆固醇，两者相加为总胆固醇（TC）。由于脂类脂溶性高、极性小，在血液这种以水为主的极性环境中很难溶入，故必须与载脂蛋白（apo）结合并以脂蛋白的形式在血液中运输。血浆脂蛋白包括乳糜微粒（CM）、极低密度脂蛋白

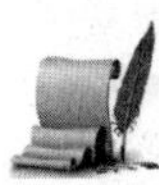

(VLDL)、中间密度脂蛋白（IDL）、低密度脂蛋白（LDL）和高密度脂蛋白（HDL）。载脂蛋白（apo）主要分为载脂蛋白A（apoA）和载脂蛋白B（apoB），apoA主要是HDL的载脂蛋白，apoB主要是CM、VLDL及LDL的载脂蛋白。不同的脂蛋白其载脂功能亦不同：乳糜微粒（CM）是将小肠吸收的三酰甘油与胆固醇转运至肝脏，随着全身组织对三酰甘油的利用，转运到肝脏的主要是胆固醇；极低密度脂蛋白（VLDL）是将肝脏合成的三酰甘油与胆固醇转运到全身组织利用、并贮存到脂肪组织；低密度脂蛋白（LDL）是将肝脏的胆固醇与胆固醇酯转运到全身组织利用、贮存，在转运过程中易沉积到血管壁；高密度脂蛋白（HDL）是将全身组织、血液中的胆固醇转运到肝脏，经肝脏转化后排出体外。（请注意术语的英文代号）

第二节　调血脂药

血脂或脂蛋白高出正常范围即称为高脂血症，高脂血症与动脉粥样硬化有密切的关系，总的来说，总胆固醇（TC）、低密度脂蛋白（LDL）、三酰甘油（TG）、极低密度脂蛋白（VLDL）、中间密度脂蛋白（IDL）及载脂蛋白B（apoB）升高，高密度脂蛋白（HDL）及载脂蛋白A（apoA）降低，可促进动脉硬化，相反可抑制动脉硬化。高脂血症首先采用饮食疗法，饮食疗法无效的情况下可选择调血脂药来治疗。调血脂药的基本作用是：① 抑制脂蛋白生成，② 促进脂蛋白代谢，③ 加速胆固醇的清除。

一、主要降低总胆固醇（TC）和低密度脂蛋白（LDL）的药物

㈠ 他汀类

1. 化学与药动学

他汀类均具有二羟基庚酸结构，口服吸收较好，很少进入外周组织，大部经肝代谢从胆汁排泄。其中洛伐他汀与辛伐他汀是内酯环结构的前药，进入体内需经肝水解为羟酸型而活化。

2. 作用与机制

(1) 调脂作用：3-羟基-3-甲基戊二酰辅酶A（HMG-CoA）还原酶是合成胆固醇的限速酶，他汀类药物能竞争性抑制HMG-CoA还原酶，使肝脏合成胆固醇减少；肝细胞内胆固醇减少促使LDL受体上调，促进肝脏摄取LDL，从而降低血浆LDL；进一步使VLDL减少，HDL升高。

(2) 非调脂作用：① 改善血管内皮功能，② 抑制血管平滑肌细胞增殖与迁移，③ 抑制脂蛋白的氧化，④ 减轻AS过程中的炎症反应，⑤ 抑制血小板聚集，防止血栓形成。

3. 应用与疾病

他汀类是以胆固醇升高为主的高脂血症首选药，也是糖尿病和肾病性高脂血症的首选药。临床用于治疗动脉粥样硬化、肾病综合征、血管成形术后再狭窄、预防心脑血管急性事件（稳定动脉粥样硬化斑块）等。

4. 不良反应与禁忌证

不良反应较少，主要是肌病（以强烈肌痛为特征）与肝毒性。

（二）胆固醇吸收抑制剂

肠道内的胆固醇来源于食物与胆汁（占四分之三），抑制胆固醇的吸收可降低血浆胆固醇的水平和肝脏胆固醇的储量。

【依折麦布】

1. 化学与药动学

口服迅速吸收，在肝肠活化为依折麦布–葡萄糖醛酸复合物后经胆汁排入小肠，通过肝肠循环持续作用于小肠刷状缘上皮的靶点，$t_{1/2}$=22小时。

2. 作用与机制

依折麦布是第一个胆固醇吸收抑制剂类降血脂药，能抑制小肠绒毛刷状缘尼曼–匹克C1型类似蛋白1（NPC1L1）受体，特异性抑制肠道对胆固醇的吸收而降低TC。进一步降低LDL、TG，升高HDL。

3. 应用与疾病

依折麦布是一种口服、强效的降血脂药，可单用或联合他汀类用于以胆固醇升高为主的高血脂患者。

（三）胆酸螯合剂

胆酸螯合剂又称为胆汁酸结合树脂，包括考来烯胺、考来替泊和降胆葡胺等药物。胆酸螯合剂口服不吸收，与肠道内胆汁酸结合，阻滞胆汁酸的重吸收而干扰胆汁酸的肝肠循环，促进胆固醇排泄。

【考来烯胺】

1. 作用与机制

考来烯胺为碱性阳离子交换树脂，在肠道与胆汁酸结合而抑制其吸收，进而抑制肠道胆固醇的吸收；肝中胆汁酸减少可激活肝细胞中7-α羟基酶，促进胆固醇转化为胆汁酸，从而降低TC。肝细胞内胆固醇减少可促进LDL受体合成上调及对LDL-C（低密度脂蛋白胆固醇）的吸收，降低血浆LDL-C的水平。

2. 应用与疾病

（1）高胆固醇血症：但对纯合子家族性高脂血症无效（肝细胞膜上缺乏LDL受体）。

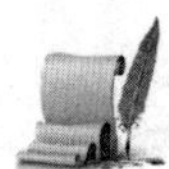

(2) 胆汁淤积性黄疸。

二、主要降低三酰甘油（TG）和极低密度脂蛋白（VLDL）的药物

㈠ 贝特类

1. 作用与机制

(1) 调血脂作用：通过激活过氧化物酶增殖体激活受体α（PPAR-α），使脂蛋白脂肪酶（LPL）与载脂蛋白A-Ⅰ（apoA-1）合成增加；LPL增加可促进CM和VLDL分解代谢，ApoA-1增加可促进HDL的合成，显著降低TG、VLDL-C。此外，尚有降低TC与LDL-C、升高HDL的作用。

(2) 非调血脂作用：贝特类还有抗炎、抗凝血、改善胰岛素敏感性等作用。

2. 应用与疾病

贝特类又称为苯氧芳酸类，包括非诺贝特、吉非贝齐等药物，对Ⅲ型高脂血症疗效好，更适合于高TG的高脂血症患者。

㈡ 烟酸类

【烟酸】

1. 作用与机制

(1) 调血脂作用：抑制脂肪酶，减少脂肪组织TG分解出游离脂肪酸（FFA），肝脏合成TG减少而抑制了VLDL的合成，继而引起LDL生成减少。TG的减少可抑制HDL的分解代谢，使HDL升高。

(2) 非调血脂作用：降低TXA_2/PGI_2的比值，抑制血小板聚集，扩张血管。

2. 应用与疾病

烟酸属于广谱调血脂药，对Ⅱb、Ⅳ型高脂血症最好。此外，可用于防治烟酸缺乏症（如糙皮病）

3. 不良反应与禁忌证

由于用量较大，烟酸的副作用多见。常见的是皮肤潮红与胃肠道反应。

【阿昔莫司】

阿昔莫司是烟酸的衍生物，药理作用与烟酸相似，但降血脂作用更强、更久，不与口服降糖药发生交互作用，亦不引起尿酸代谢异常，且不良反应少见。临床可用于Ⅱb、Ⅲ、Ⅳ型高脂血症和2型糖尿病伴高血脂患者。

第三节　其他抗动脉粥样硬化药

一、抗氧化药

【普罗布考】

1. 作用与机制

(1) 抗氧化：自身氧化为普罗布考自由基，阻滞脂质过氧化反应。

(2) 调血脂：抑制HMG-CoA还原酶，减少胆固醇（Ch）合成；促进LDL清除，下调HDL-C，促进Ch的转运清除。

(3) 抗AS。

2. 应用与疾病

适用于各型高胆固醇血症；防治PTAC后再狭窄；预防冠心病或治疗心绞痛。

二、多烯脂肪酸

多烯脂肪酸分为ω-3型和ω-6型，ω-3型不饱和脂肪酸主要包括二十碳五烯酸（EPA）和二十二碳六烯酸（DHA）。EPA与DHA具有明显的调脂效应，可降低三酰甘油（TG）和极低密度脂蛋白（VLDL），升高高密度脂蛋白（HDL）。EPA能抑制血小板聚集、扩张血管；DHA能有效活化脑细胞，提高记忆力。临床上只用于高TG血症患者。

三、保护血管内皮药

在AS的发病过程中，防止血管内皮损伤具有重要意义。目前临床应用的保护血管内皮药主要是多糖类，如硫酸乙酰肝素、硫酸皮肤素、硫酸软骨素等。这类药物带有大量负电荷，易结合在血管内皮表面，阻止LDL与动脉壁结合，保护血管内皮，抑制血管平滑肌增生。同时还有其他调脂、抗凝等作用，临床上可用于防治AS、心绞痛及心肌梗死。

练习题

一、单选题

1. 可用于治疗动脉粥样硬化的药物是（　　）。

A. 普罗帕酮　　B. 噻氯匹定　　C. 米诺地尔　　D. 辛伐他汀

2. 可引起肌病不良反应的是（　　）。

A. 依折麦布　　B. 辛伐他汀　　C. 普罗布考　　D. 非诺贝特

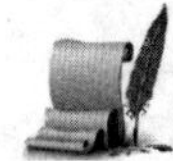

3. 阿托他汀的适应证不包括（　　）。

A. 混合性高脂血症　　B. Ⅱ和Ⅲ型高脂血症

C. 糖尿病高脂血症　　D. 肾性高血压

4. 普罗布考的药理作用不包括（　　）。

A. 降低TC　　B. 降低LDL　　C. 降低VLDL　　D. 抗氧化作用

第七篇　内脏系统药

第三十章　血液系统药

第一节　抗贫血的药物

贫血是指血液中红细胞数量或血红蛋白含量低于正常的现象。在红细胞及其中的血红蛋白形成过程中，必需的且容易缺乏的是铁（缺铁性贫血）、叶酸与维生素B_{12}（巨幼红细胞性贫血），此外，骨髓造血功能低下可致再生障碍性贫血。

一、铁剂

铁是血红蛋白、肌红蛋白、细胞色素系统及多种酶系的重要组成部分。铁主要在十二指肠、空肠上端以亚铁的形式吸收，胃酸缺乏及钙、磷、鞣酸、四环素等可妨碍铁的吸收。吸收的铁到骨髓进入幼红细胞参与生成血红素，后者与珠蛋白结合形成血红蛋白；多余的铁贮存在肠黏膜等处。机体缺铁引起的小细胞低色素性贫血可用铁剂来治疗，常见的铁剂有硫酸亚铁、富马酸亚铁及枸橼酸铁铵等。

二、叶酸

叶酸属于水溶性B族维生素，在体内活化为四氢叶酸后作为一碳基团传递的辅酶，参与核苷酸（特别是胸腺嘧啶核苷酸）的合成。当叶酸活性不足时，一碳基团缺乏，核苷酸合成不足而抑制DNA的复制，从而抑制细胞的分裂与增值，机体分裂增殖越旺盛的组织越易受到影响。如红细胞寿命短、增殖快，叶酸缺乏时DNA复制不足、RNA与蛋白质合成相对偏多，表现为巨幼红细胞性贫血；消化道上皮的增殖终身比较活跃，叶酸缺乏时可出现舌炎、腹泻。此时可用叶酸来治疗，适当补充维生素B_{12}以增强疗效。对叶酸

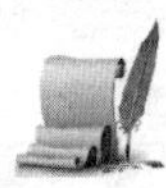

拮抗剂甲氨蝶呤、乙胺嘧啶、甲氧苄啶等引起的巨幼红细胞性贫血，因二氢叶酸还原酶受到抑制，此时使用一般叶酸制剂无效，需用甲酰四氢叶酸钙来治疗。

三、维生素B_{12}

维生素B_{12}是一类含钴的水溶性维生素，主要有甲钴胺、5'-脱氧腺苷钴胺、氰钴胺、羟钴胺等。维生素B_{12}口服后必须与胃壁细胞分泌的内因子结合，进入空肠被吸收，主要贮存在肝脏，参与如下两个生化反应。①在以维生素B_{12}为辅酶的蛋氨酸合成酶的催化下，利用甲基四氢叶酸上的甲基将同型半胱氨酸甲基化生成蛋氨酸，如果维生素B_{12}缺乏，上述反应受阻，一方面使叶酸代谢循环受阻而引起叶酸缺乏症，另一方面可引起高同型半胱氨酸血症。②在以5'-脱氧腺苷钴胺为辅酶的甲基丙二酰CoA变位酶的催化下，甲基丙二酰CoA转变为琥珀酰CoA后加入三羧酸循环，当维生素B_{12}缺乏时，甲基丙二酰CoA堆积，因与参与脂肪酸合成的中间产物丙二酰CoA结构相似，结果合成了异常脂肪酸，影响神经鞘磷脂合成而引起神经损害症状。因此，维生素B_{12}可用于治疗恶性贫血与巨幼红细胞性贫血、高同型半胱氨酸血症（与叶酸合用）、神经炎等疾病。

四、造血细胞生长因子

造血细胞生长因子主要有促红细胞生成素、粒细胞集落刺激因子、粒细胞-巨噬细胞集落刺激因子等。促红细胞生成素（EPO）是肾脏近曲小管分泌的糖蛋白激素，能与红系祖细胞表面受体结合，促进红细胞成熟，增加外周红细胞与血红蛋白。在临床上，EPO可用于治疗肾性贫血等。

第二节　抑制凝血过程的药物

一、血液的凝固与抗凝

在生理状态下，血液的凝固与抗凝、纤维蛋白的形成与溶解处于动态平衡状态，平衡一旦打破即出现出血或血栓。

血液的凝固是一系列凝血因子参与的蛋白水解活化过程，形成凝血酶原激活物，最后激活凝血酶；在凝血酶的作用下纤维蛋白原转化为纤维蛋白，随着纤维蛋白多聚体的出现而形成血凝块。另一方面，纤溶酶原在纤溶酶原激活物的作用下转化为纤溶酶，纤维蛋白与纤维蛋白原在纤溶酶的作用下降解，随之血凝块溶解。在凝血因子活化过程中，抗凝血酶原Ⅲ（ATⅢ）、肝素等发挥重要的抗凝作用，如ATⅢ上的精氨酸残基能与多种凝血因子的丝氨酸残基结合，从而使上述凝血因子失活，产生抗凝作用。

抑制凝血过程的药物又称抗凝血药，多数抗凝血药（如肝素、香豆素类）通过间接抑制凝血酶而发挥抗凝血作用。

二、常见的抗凝血药

【肝素】

1. 化学与药动学

肝素是一种带负电荷的硫酸化糖胺聚糖，口服不吸收，临床上多注射给药。

2. 作用与机制

肝素在体内、外均有强大的抗凝作用，能延长凝血酶原时间。带负电荷的肝素与ATⅢ上带正电荷的赖氨酸残基结合，使ATⅢ发生变构，其上的精氨酸残基更容易与凝血因子上的丝氨酸残基结合，加速ATⅢ对凝血因子Ⅱa、Ⅸa、Ⅹa、Ⅺa、Ⅻa的灭活，且起效快、作用强。

3. 应用与疾病

肝素可用于治疗血栓栓塞性疾病与弥漫性血管内凝血（DIC），此外用于体外抗凝。

4. 不良反应与禁忌证

常见的不良反应有自发性出血、血小板减少症以及过敏反应等，严重的出血可静脉注射鱼精蛋白来解救。

【香豆素类】

1. 作用与机制

在以维生素K为辅酶的羧化酶的催化下，才能活化凝血因子Ⅱ、Ⅶ、Ⅸ、Ⅹ，香豆素类抗凝血药是维生素K的拮抗剂，可抑制维生素K环氧还原酶，阻止环氧型维生素K向氢醌型的转变，影响上述凝血因子的活化而产生抗凝血作用。香豆素类仅在体内有抗凝血作用，起效慢、维持时间长。

2. 应用与疾病

香豆素类抗凝血药主要有华法林、双香豆素、醋硝香豆素等，临床用于治疗血栓栓塞性疾病、心肌梗死，预防手术后发生静脉血栓。

3. 不良反应与禁忌证

剂量过大易出现自发性出血，可用维生素K来治疗。

三、纤维蛋白溶解药

纤维蛋白溶解药能直接或间接激活纤溶酶原为纤溶酶，促进纤维蛋白溶解，又称为溶栓药。常用的纤维蛋白溶解药有链激酶、尿激酶、葡激酶、组织型纤溶酶原激活剂、阿尼普酶等。此类药物的共同特点是：① 选择性低，溶栓的同时易引起出血；② 起效快、作用时间短，但阿尼普酶起效慢、作用时间较长；③ 临床主要用于血栓栓塞性疾病；④ 对新血栓（6小时内）溶解好，陈旧性血栓疗效差。

四、抗血小板药

血小板的基本生理功能是黏附、聚集、释放与分泌，参与血液凝固过程。血栓素A_2（TXA_2）与前列环素（PGI_2）是调节血小板聚集的重要活性物质，TXA_2是由血小板在聚集过程中释放的一种有强烈收缩血管和促进血小板聚集的活性物质，PGI_2是血管内皮细胞释放的TXA_2生理拮抗剂，可提高血小板内腺苷酸环化酶的活性而提高cAMP的浓度，抑制TXA_2的生成。抗血小板药双嘧达莫、依前列醇可提高血小板内cAMP的浓度，阿司匹林、利多格雷可抑制血小板内TXA_2的生成，共同发挥抗血小板聚集的作用，临床上用于治疗血栓栓塞性疾病。

第三节　促进凝血过程的药物

促进凝血过程的药物又称促凝血药，临床上用于治疗凝血功能障碍而引起出血的疾病，又叫止血药。常见的止血药有维生素K、氨甲环酸与氨甲苯酸、凝血因子制剂等。凝血因子制剂包括凝血酶、抗血友病球蛋白、凝血酶原复合物、抑肽酶等，主要用于凝血因子缺乏时的替代疗法。

【维生素K】

1. 化学与药动学

维生素K是一族具有甲萘醌基本结构的物质，其中K_1（来源于绿色植物等）与K_2（来源于肠道细菌等）是脂溶性维生素，需胆汁的协助才能吸收；K_3（亚硫酸氢钠甲萘醌）与K_4（乙酰甲萘醌）为人工合成的水溶性维生素，无须胆汁的协助可直接吸收。

2. 作用与机制

维生素K是肝脏中羧化酶的辅酶，在羧化酶的催化下活化凝血因子Ⅱ、Ⅶ、Ⅸ、Ⅹ，同时将氢醌型的维生素K氧化为环氧型维生素K；在维生素K环氧还原酶的作用下，环氧型的维生素K被还原为氢醌型维生素K，继续参与羧化反应。

3. 应用与疾病

维生素K缺乏引起的出血，各种原因引起肠道吸收维生素K不足或口服抗凝血药过量引起的出血。此外，可用于蛔虫引起的胆绞痛（解痉镇痛）、抗凝血类灭鼠药中毒的解救。

【氨甲环酸与氨甲苯酸】

氨甲环酸与氨甲苯酸与赖氨酸结构相似，低剂量能抑制纤溶酶原的活化、高剂量能直接抑制纤溶酶，减少纤维蛋白的降解，产生止血作用。临床上主要用于纤溶系统偏亢而引起的出血症。

第四节　扩充血容量的药物

扩充血容量的药物主要用于大量失血而引起的低血容量性休克，以扩充血容量、维持组织脏器的灌注量。

【右旋糖酐】

1. 化学与药动学

右旋糖酐是葡萄糖的聚合物，临床常用的是中分子量右旋糖酐（70kDa）、低分子量右旋糖酐（40kDa）、小分子量右旋糖酐（10kDa）。具体见表7-1。

2. 作用与机制

（1）扩充血容量：静脉注射右旋糖酐后不易透过血管壁而提高血浆渗透压，扩充血容量，其中中分子量右旋糖酐作用最强。

（2）改善微循环、抗血栓形成：右旋糖酐通过稀释血液、覆盖于血细胞和胶原蛋白表面，降低血液黏稠度，改善微循环，抑制血小板聚集，抗血栓形成。其中小分子量右旋糖酐作用最强。

（3）渗透性利尿：小分子量右旋糖酐易从肾脏排泄，有一定的利尿作用。

表7-1　右旋糖酐的分子量及其药理作用

右旋糖酐	分子量(kDa)	扩充血容量	抗血栓	改善微循环	渗透性利尿
中分子量	70	+++	+/−	+/−	+/−
低分子量	40	++	+	+	+
小分子量	10	+	++	++	++

注：+++、++、+、+/−表示强、中、弱、弱或无。

3. 应用与疾病

主要用于低血容量性休克，可用于预防DIC及术后血栓形成，以及某些血栓栓塞性疾病。

练习题

一、单选题

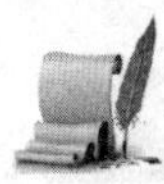

1. 肝素过量导致的出血可用（　　）来解救。

A. 纳洛酮　　B. 维生素K　　C. 鱼精蛋白　　D. 维生素B_6

2. 可提高血小板内cAMP含量而产生抗血小板聚集的药物是（　　）。

A. 阿司匹林　　B. 双嘧达莫　　C. 噻氯匹定　　D. 氯吡格雷

3. 叶酸在治疗巨幼红细胞性贫血时，需与（　　）合用。

A. 维生素B_1　　B. 维生素B_2　　C. 维生素B_{12}　　D. 维生素B_6

4. 具有促进凝血因子合成作用的药物是（　　）。

A. 氨甲环酸　　B. 血凝酶　　C. 酚磺乙胺　　D. 维生素K_1

5. 关于肝素的叙述，错误的是（　　）。

A. 抗凝血作用缓慢而持久　　B. 临床用于防治血栓栓塞性疾病

C. 体内、体外均有抗凝血作用　　D. 临床用于弥散性血管内凝血症的高凝期

6. 阻止肝脏氢醌型维生素K生成的抗凝药是（　　）。

A. 肝素　　B. 噻氯匹定　　C. 双嘧达莫　　D. 华法林

7. 服用华法林，应当每日监测凝血指标，将国际标准化比值(INR)控制在（　　）之间。

A. 2.0−3.0　　B. 3.0−4.0　　C. 4.0−5.0　　D. 5.0−6.0

8. 用药后易产生抗体而导致疗效下降，1年内不宜再次使用的是（　　）。

A. 阿替普酶　　B. 瑞替普酶　　C. 尿激酶　　D. 链激酶

9. 双嘧达莫的药理作用为（　　）。

A. 溶解纤维蛋白　　B. 抑制血小板功能

C. 抑制凝血因子合成　　D. 激活抗凝血酶

10. 属于凝血因子Ⅹa直接抑制剂的抗凝药是（　　）。

A. 利伐沙班　　B. 肝素　　C. 华法林　　D. 依诺肝素

二、多选题

1. 临床常用的促凝血药包括（　　）。

A. 促凝血因子合成药　　B. 促凝血因子活性药

C. 促纤维蛋白溶解药　　D. 影响血管通透性药

2. 防止血栓性疾病的药物包括（　　）。

A. 肝素　　B. 阿司匹林　　C. 华法林　　D. 链激酶

3. 肝素的临床应用包括（　　）。

A. 抗血小板功能障碍　　B. 体外抗凝

C. 弥漫性血管内凝血的高凝期　　D. 防治血栓栓塞性疾病

4. 与其他抗凝药相比，凝血因子Ⅹa直接抑制剂的特点包括（　　）。

A. 血浆半衰期较长　　B. 抗凝作用强且不影响已形成的凝血酶活性

C. 肾功能不全者使用后出血风险低　　D. 选择性高，安全范围大

5. 铁制剂主要用于治疗（　　）。

A. 失血性贫血　　B. 巨幼红细胞性贫血

C. 再生障碍性贫血　　D. 小细胞低色素性贫血

6. 维生素B_{12}可用于治疗（　　）。

A. 再生障碍性贫血　B. 巨幼红细胞性贫血　C. 神经炎　D. 恶性贫血

第三十一章　呼吸系统药

痰、咳、喘是呼吸系统疾病的常见症状，且相互影响；故临床上有平喘药、镇咳药、祛痰药，且常联合使用。不过上述药物只是对症治疗，应结合对因治疗方能取得更好的疗效。

第一节　平喘药

支气管哮喘（简称哮喘）以呼吸道炎症、气道高反应性、黏液高分泌与气道重塑为基本特征。cAMP与cGMP是调节气道平滑肌舒缩功能的重要因素之一，细胞内cAMP升高、cGMP降低或cAMP/cGMP升高时支气管平滑肌扩张，相反时支气管平滑肌收缩，多数平喘药的作用机制即是通过改善上述失衡状态而发挥平喘作用。目前常用的平喘药主要分为以下三类：

1. 支气管扩张药：包括肾上腺素受体激动药、茶碱类、M受体阻滞药；
2. 抗炎平喘药：糖皮质激素、抗白三烯药物等；
3. 抗过敏平喘药：色甘酸钠、酮替芬、奈多罗米钠等。

一、肾上腺素受体激动药

【β_2受体激动药】

1. 作用与机制

兴奋气管平滑肌细胞膜β_2受体，活化腺苷酸环化酶，提高cAMP的含量，通过降低

细胞内Ca^{2+}浓度、使肌球蛋白轻链激酶失活、开放钾通道，从而松弛气管平滑肌。

2. 药物与应用

沙丁胺醇——中效β_2受体激动药，多途径给药治疗哮喘；

福莫特罗、沙美特罗——用于慢性哮喘、慢性阻塞性肺病；

班布特罗——是特布他林的前药，是目前唯一的口服长效β_2受体激动药；

特布他林——中效β_2受体激动药，多途径给药治疗哮喘。

3. 不良反应与禁忌证

(1) 心脏反应：兴奋心脏；(2) 肌肉震颤反应；(3) 代谢紊乱：糖原分解，血中乳酸、丙酮酸升高，糖尿病者甚至可引起酮中毒、乳酸中毒；(4) 低血钾。

【肾上腺素】

Adr兴奋α、β受体，扩张支气管平滑肌、抑制过敏介质释放、缩血管而减轻黏膜充血水肿，临床可用于哮喘急性发作。

【麻黄碱】

麻黄碱兴奋α、β受体而与Adr相似，但作用缓慢、温和而持久，口服用于预防哮喘。

【异丙肾上腺素】

异丙肾上腺素激动β_2受体而用于控制哮喘急性发作，激动β_1受体产生心脏不良反应，现已少用。

二、茶碱类

茶碱是一类甲基黄嘌呤类衍生物，其扩张支气管的作用机制包括：

1. 抑制磷酸二酯酶，使细胞内cAMP水平升高而舒张支气管平滑肌；

2. 阻滞腺苷受体，抑制过敏介质释放而缓解气道收缩；

3. 影响Ca^{2+}转运，降低细胞内Ca^{2+}浓度而松弛气道收缩；

4. 促进内源性儿茶酚胺的释放，间接舒张支气管平滑肌；

5. 免疫调节与抗炎作用；

6. 增加膈肌收缩力，减轻呼吸肌疲劳。

临床上，茶碱类主要用于治疗慢性哮喘、慢性阻塞性肺病和中枢型睡眠呼吸暂停综合征等。茶碱的安全范围较窄，常见的不良反应有胃肠道反应、中枢兴奋以及中毒反应。茶碱类药物主要有氨茶碱、胆茶碱等。氨茶碱是茶碱与二乙胺形成的复盐，静脉滴注用于治疗急性哮喘或哮喘持续状态。

三、M受体阻滞药

选择性阻滞M_1、M_3胆碱受体可引起支气管平滑肌扩张。

阿托品为非选择性M受体阻滞药，作用广、副作用多，不能用于治疗哮喘。

异丙托溴铵阻滞M_1、M_2、M_3受体，对老年性哮喘特别有效。

泰乌托品阻滞M_1、M_3受体，半衰期长，作用可维持24小时。

四、糖皮质激素

糖皮质激素（简称激素）具有强大而非特异性的抗炎作用、降低气道高反应性、提高平滑肌对儿茶酚胺的敏感性，使其扩张支气管及收缩血管的作用增强。因此，丙酸氟替卡松、丙酸倍氯米松、布地奈德等吸入性激素可用于支气管扩张药不能有效控制病情的慢性哮喘患者。

五、抗白三烯药物

抗白三烯药物扎鲁司特、孟鲁斯特等，能阻滞半胱氨酰白三烯受体，抑制白三烯致炎等作用，临床上与激素合用，可增强疗效，减少激素用量。

六、抗过敏平喘药

【色甘酸钠】

色甘酸钠的主要作用：① 稳定肥大细胞膜，抑制过敏介质释放；② 降低气道感觉神经末梢功能，抑制气道神经源性炎症；③ 抑制巨噬细胞与嗜酸性粒细胞介导的炎症反应。色甘酸二钠为非脂溶性药物，口服不吸收，临床上通过吸入其粉雾剂来预防哮喘。

【酮替芬】

除了具有类似色甘酸钠的作用外，酮替芬还有阻滞H_1受体、加强β_2受体激动药的平喘等作用。临床上用于预防轻、中度哮喘。

第二节　镇咳药

镇咳药是一类能抑制咳嗽反射、降低咳嗽频次与咳嗽强度的药物。根据作用机制分为两类：

1. 中枢性镇咳药，直接抑制咳嗽中枢，又分为成瘾性镇咳药（如吗啡、可待因等）与非成瘾性镇咳药（如右美沙芬、喷托维林、氯哌斯汀等）。

2. 外周性镇咳药，通过抑制咳嗽反射弧而发挥镇咳作用，根据作用方式可分为通过局部麻醉而产生镇咳作用的，如那可定、苯佐那酯等；通过缓和对咽部黏膜刺激而产生镇咳作用的，如甘草流浸膏等。

吗啡中枢性镇咳作用最强，由于易成瘾，目前主要用于支气管癌或主动脉瘤引起的

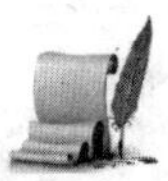

剧烈咳嗽、急性肺梗死或急性左心衰伴有的剧烈咳嗽。右美沙芬镇咳起效快、作用强，主要用于干咳，常用量无成瘾性，与抗组胺药合用于上呼吸道感染、急慢性支气管炎、支气管哮喘及肺结核引起的咳嗽。喷托维林直接抑制咳嗽中枢，同时兼具末梢性镇咳作用，可用于上呼吸道感染引起的干咳、阵咳。

【可待因】

可待因吸收后在体内约有10%转化为吗啡，而镇咳强度是吗啡的1/10，故可能是生成的吗啡产生的镇咳作用，长期用药亦有成瘾性。可待因临床用于各种原因引起的剧烈干咳，但对痰黏且量多者不宜使用，对呼吸不畅或支气管哮喘引起的咳嗽应慎用。

第三节　祛痰药

祛痰药是一类能稀释痰液、降低痰液黏稠度而使痰液易于咳出的药物。祛痰药分为黏痰分泌促进药与黏痰溶解药。

黏痰分泌促进药口服后直接刺激呼吸道腺体，使浆液分泌增加，痰液稀释而易于咳出。如氯化铵、碘化钾、愈创木甘油醚等，可用于急性呼吸道炎症痰稠难以咳出者。

黏痰溶解药能降解痰液中黏蛋白、降低痰液的黏稠度而使之易于咳出的药物。黏痰溶解药根据作用机制分为：

1. 促使痰中酸性黏蛋白降解而降低痰液黏稠度，如溴己新、氨溴索；
2. 通过药物中的巯基与黏蛋白中的二硫键互换，使黏蛋白裂解而降低痰液黏稠度，如乙酰半胱氨酸、美司坦等；
3. 利用脱氧核糖核酸酶来溶解与DNA结合的黏蛋白，降低痰液的黏稠度；
4. 利用泰洛沙泊等表面活性剂来降低痰液表面张力，从而降低痰液的黏稠度。

练习题

一、单选题

1. 可用于治疗阿司匹林哮喘的药物是（　　）。

A. 肾上腺素　　B. 倍氯米松　　C. 吗啡　　D. 色甘酸钠

2. 既可治疗心源性哮喘又可治疗肺源性哮喘的药物是（　　）。

A. 哌替啶　　B. 肾上腺素　　C. 氨茶碱　　D. 氢化可的松

3. 对伴有严重高血压的支气管哮喘患者宜选用（　　）。

A. 肾上腺素　　B. 吗啡　　C. 氨茶碱　　D. 氢化可的松

4. 大量使用β_2受体激动剂可引起（　　）。

A. 低血钠　　B. 低血钾　　C. 低血钙　　D. 低血镁

5. 属于长效M受体阻滞剂的平喘药是（　　）。

A. 泰乌托品　　B. 异丙托溴铵　　C. 布地奈德　　D. 沙美特罗

6. 对咳嗽并伴有大量痰液阻塞呼吸道的病毒性感冒患者，在服用镇咳药的同时，应及时合用的药品是（　　）。

A. 左氧氟沙星　　B. 羧甲司坦　　C. 泼尼松龙　　D. 多索茶碱

7. 哮喘急性发作时，平喘药最适宜的给药途径是（　　）。

A. 吸入给药　　B. 口服给药　　C. 静脉滴注　　D. 肌内注射

8. 属于磷酸二酯酶抑制剂的平喘药是（　　）。

A. 沙美特罗　　B. 孟鲁司特　　C. 布地奈德　　D. 多索茶碱

9. 右美沙芬具有（　　）作用。

A. 镇咳　　B. 祛痰　　C. 平喘　　D. 止吐

10. 无成瘾性，具有中枢与外周镇咳作用的药物是（　　）。

A. 可待因　　B. 右美沙芬　　C. 苯丙哌林　　D. 氯化铵

二、多选题

1. 可用于预防支气管哮喘的药物有（　　）。

A. 麻黄碱　　B. 色甘酸钠　　C. 肾上腺素　　D. 异丙肾上腺素

2. 可采取吸入给药来防治支气管哮喘的药物有（　　）。

A. 倍氯米松　　B. 异丙肾上腺素　　C. 异丙阿托品　　D. 色甘酸钠

3. 氨茶碱的禁忌证有（　　）。

A. 失眠　　B. 活动性胃溃疡　　C. 心律失常　　D. 高血压

4. 心源性哮喘宜选用（　　）。

A. 吗啡　　B. 氨茶碱　　C. 肾上腺素　　D. 西地兰

5. 氨茶碱舒张支气管与下列哪些物质有关（　　）。

A. 环磷酸腺苷　　B. 腺苷受体　　C. 钙离子　　D. 肾上腺素

6. 具有平喘作用的肾上腺素受体激动剂有（　　）。

A. 沙丁胺醇　　B. 特布他林　　C. 麻黄碱　　D. 去甲肾上腺素

三、问答题

1. 举例说明平喘药的分类。

2. 简述氨茶碱治疗支气管哮喘的机制及其不良反应。

第三十二章　消化系统药

消化系统药是指主要作用于胃肠道、肝胆系统的药物，具体包括七类：① 助消化药；② 抗消化性溃疡药；③ 止吐药；④ 泻下药；⑤ 止泻药；⑥ 利胆药及胆石溶解药；⑦ 治疗肝昏迷药。消化系统药种类繁多，但作用机制相对简单，应注意掌握药物的特点。

第一节　助消化药

常见的助消化药物及其临床应用见表7-2。

表7-2　常见的助消化药物及其临床应用

药　物	成分与作用	临床应用
胃蛋白酶	消化酶，分解蛋白质为蛋白胨	胃蛋白酶缺乏或功能不足
稀盐酸(10%)	口服提高胃蛋白酶活性	慢性胃炎、胃癌
胰酶肠溶片	混合酶，消化蛋白质、脂肪和淀粉	消化不良、胰液不足
乳酶生	乳酸菌，提高酸度而抑制肠道腐败	消化不良（腹胀、腹泻）
干酵母	酵母菌，维生素B、转化酶等	消化不良、维生素B缺乏
卡尼汀	氨基酸，调节胃肠功能促进消化液分泌	消化不良、胃炎、高脂血症

第二节　抗消化性溃疡药

在损伤胃肠黏膜因子（胃酸、胃蛋白酶、幽门螺旋杆菌、促胃液素、药物）增强和/或防御因子（胃黏液、胃黏膜屏障）减弱时，胃、十二指肠黏膜受损而发展为消化性溃疡。常见的抗消化性溃疡药物包括：抗酸药、抑制胃酸分泌药、黏膜保护药、抗幽门螺旋杆菌药等。

一、抗酸药

抗酸药是无机弱碱性盐类，口服后中和胃酸、降低胃蛋白酶活性，抑制胃酸、胃蛋白酶对胃肠黏膜的刺激与侵蚀，缓解溃疡疼痛、促进溃疡面愈合。应餐后1小时及临睡前服用，以提高疗效。常见的抗酸药及其特点见表7-3。

表7-3 常见的抗酸药及其特点

药　物	保护溃疡面	产生CO_2	碱血症	收敛作用	排 便
氧化镁	−	−	−	−	轻泄
氢氧化镁	−	−	−	−	轻泄
三硅酸镁	+	−	−	−	轻泄
氢氧化铝	+	−	−	+	便秘
碳酸钙	−	+	−	+	便秘
碳酸氢钠	−	+	+	−	−

二、抑制胃酸分泌药

抑制胃酸分泌药是指能抑制胃酸分泌，治疗胃、十二指肠溃疡的药物。乙酰胆碱、组胺、促胃液素等分别兴奋胃壁细胞膜上的M_1受体、H_2受体、促胃液素受体，进一步激活管状囊泡和分泌小管膜上的H^+-K^+-ATP酶，促进胃酸分泌。围绕上述胃酸分泌机制开发出的抑制胃酸分泌药有① M_1受体阻滞药，② H_2受体阻滞药，③ 促胃液素受体阻滞药，④ 质子泵抑制药，⑤ 前列腺素类药物。

1. M_1受体阻滞药

哌仑西平、替仑西平等药物选择性阻滞M_1受体，抑制胃酸分泌，临床主要用于治疗消化性溃疡，不良反应有胃肠道反应等。

2. H_2受体阻滞药

西咪替丁、雷尼替丁、法莫替丁等药物阻滞壁细胞H_2受体，抑制胃酸分泌的作用比M_1受体阻滞药强而持久，治疗消化性溃疡疗程短、疗效好、不良反应少。

3. 促胃液素受体阻滞药

丙谷胺能竞争性抑制促胃液素受体，抑制胃酸与胃蛋白酶的分泌，促进胃黏膜黏液合成。临床可用于治疗消化性溃疡、急性胃黏膜病变、急性上消化道出血。对消化性溃疡疗效不如H_2受体阻滞药，临床单独少用。

4. 质子泵抑制药

质子泵抑制药进入体内，在壁细胞分泌小管酸性环境中生成次磺胺、环次磺胺，活性体的硫原子与H^+-K^+-ATP酶上的巯基不可逆结合，使质子泵失活，产生强大而持久的

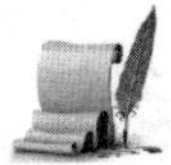

抑制胃酸分泌作用，同时抑制胃蛋白酶分泌，其疗效超过H_2受体阻滞药，成为目前世界上应用最广的抑制胃酸分泌药物。常用药有奥美拉唑、兰索拉唑、泮托拉唑和雷贝拉唑。

【奥美拉唑】

奥美拉唑是亚硫酰基连接苯咪唑环与吡啶环而成，口服易吸收，空腹服用生物利用度高。奥美拉唑抑制胃酸分泌作用起效快、作用强、持续时间长，主要用于治疗消化性溃疡，对反流性食道炎、胃泌素瘤疗效良好。

三、胃黏膜保护药

胃黏膜屏障主要包括胃黏膜细胞屏障与黏液碳酸氢盐屏障，当胃黏膜屏障功能减弱时可诱发溃疡发作。胃黏膜保护药有前列腺素衍生物、硫糖铝与铋制剂。

1. 前列腺素衍生物

胃黏膜合成的前列腺素E（PGE）与前列环素（PGI_2）具有胃黏膜保护作用；前列腺素衍生物（主要是PGE_1、PGE_2的衍生物）性质稳定且保护胃黏膜的作用更强，可用于防治消化性溃疡，常见的药物有米索前列醇、恩前列醇和利奥前列素等。

【米索前列醇】

米索前列醇能增加胃黏膜血流量，抑制胃酸与胃蛋白酶的分泌，同时促进黏液与碳酸氢盐的分泌，从而增强黏膜细胞对损伤因子的抵抗力。属于二线抗溃疡药，临床用于治疗消化性溃疡、急性胃炎出血等。

2. 其他黏膜保护药

其他黏膜保护药主要是指能在黏膜表面（包括溃疡表面）形成保护层，缓解胃酸、胃蛋白酶等刺激因素对黏膜的侵蚀，促进溃疡面愈合的药物。主要包括硫糖铝、枸橼酸铋钾、胶体果胶铋、替普瑞酮、美滋林、思密达等。枸橼酸铋钾与胶体果胶铋形成胶体保护溃疡面，同时具有促进黏液分泌、抗幽门螺旋杆菌的作用；替普瑞酮促进黏液与PGE_2合成，临床用于治疗消化性溃疡。

【硫糖铝】

硫糖铝在酸性环境下解离出八硫酸蔗糖阴离子复合物，聚合成胶冻后与溃疡面阳离子蛋白渗出物相结合，黏附于溃疡面而发挥保护作用；此外，还有促进PGE_2合成、增加胃黏液和碳酸氢盐分泌、抗幽门螺旋杆菌等作用。临床用于治疗消化性溃疡、慢性糜烂性胃炎、反流性食道炎以及幽门螺旋杆菌感染。

四、抗幽门螺旋杆菌药

幽门螺旋杆菌（Hp）为革兰氏阴性厌氧菌，主要生长于胃上皮表面，产生酶、细胞毒素等物质，影响黏膜及其保护层的功能，是消化性溃疡和慢性胃炎的主要致病因素。

单一的抗生素很难根除幽门螺旋杆菌，故抗幽门螺旋杆菌药主要包括抗菌药、质子泵抑制药与铋制剂等。如奥美拉唑、克林霉素、阿莫西林和甲硝唑合用，一日2次，连续1~2周，根除Hp感染率达90%左右。

第三节　止吐药

止吐药是用来制止或缓解呕吐的药物。呕吐是多种疾病的常见症状，也是多种药物常见的不良反应。可引起呕吐的疾病有：胃肠道疾病、内耳眩晕症、妊娠、放射病等，可引起呕吐的药物有：抗癌药、阿片生物碱、全身麻醉药、解热镇痛抗炎药、强心苷等。中枢催吐化学感受区与孤束核有乙酰胆碱M受体、组胺H_1受体、多巴胺D_2受体、5-HT_3受体，上述受体兴奋时可引起呕吐，阻滞上述受体即产生止吐作用，常见的止吐药见表7-4。

表7-4　常见的止吐药及其应用

分类	药物	作用机制	应用
抗胆碱药	东莨菪碱	阻滞M受体	晕动病、内耳眩晕症
抗组胺药	苯海拉明、茶苯海明、异丙嗪	阻滞H_1受体	晕动病、内耳眩晕症
抗精神失常药	氯丙嗪、硫乙拉嗪、舒必利	阻滞D_2受体	呕吐，除晕动病
5-HT_3受体阻滞药	昂丹司琼、格雷司琼等	阻滞5-HT_3受体	放疗或化疗呕吐
胃肠促动力药	甲氧氯普胺、多潘立酮、西沙比利	放疗或化疗呕吐，胃肠运动障碍	

【甲氧氯普胺】

甲氧氯普胺口服易吸收，易透过血脑屏障，其药理作用与阻滞中枢与外周多巴胺受体有关。甲氧氯普胺阻滞催吐化学感受区多巴胺D_2受体，产生止吐作用；阻滞胃肠多巴胺受体，加速胃的正向排空，加快肠内容物从十二指肠向回盲部的推进，产生胃肠促动作用，防止内容物反流。临床用于肿瘤放疗、化疗引起的呕吐、慢性功能性消化不良引起的胃肠运动障碍。

【西沙比利】

西沙比利属于苯甲酰类药物，是5-HT_4受体激动剂，可加速胃的正向排空，加快肠内容物从十二指肠到结肠的推进，能引起腹泻。临床治疗胃肠反流性疾病、慢性功能性

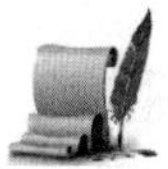

非溃疡性消化不良、胃轻瘫及便秘。

【昂丹司琼】

昂丹司琼能选择性阻滞中枢及迷走神经传入纤维的5-HT_3受体，对抗肿瘤药（顺铂、环磷酰胺、阿霉素等）引起的呕吐，有强大的镇吐作用，临床用于放疗、化疗及手术引起的呕吐。

第四节　泻下药

泻下药（泻药）是指刺激肠壁、增加肠内水分而软化粪便、促进肠蠕动，或润滑肠道，促进排便的药物。临床用于功能性便秘、术前清洁肠道、促进肠内毒物或寄生虫排出。根据作用机制分为3类。① 容积性（渗透性）泻药：硫酸镁、硫酸钠、乳果糖等；② 接触性（刺激性）泻药：酚酞、比沙可啶、大黄等；③ 润滑性泻药：液体石蜡等。具体见表7–5。

表7–5　常见泻下药的作用与临床应用

药 物	作 用	应 用	不良反应
硫酸镁	口服不吸收，提高肠内渗透压，抑制水分吸收，促进肠蠕动而致泄	排泄肠内毒素、寄生虫，阻塞性黄疸、胆囊炎	量大引起盆腔充血，经期、孕妇慎用
硫酸钠			
乳果糖	渗透性泄下，结肠内转化为乳酸，抑制氨的吸收而降低血氨	慢性功能性便秘，门脉高压及肝性脑病	水电解质紊乱
酚酞	与碱性肠液形成可溶性盐，促进结肠蠕动，作用温和持久	慢性便秘、检查肠道的清洁剂	偶见腹痛
比沙可啶	去乙酰基代谢物抑制Na^+–K^+–ATP酶，抑制大肠水钠吸收而致泄		
液体石蜡	口服不吸收，润滑肠道，软化粪便	（老人、痔疮）便秘	

第五节　止泻药

腹泻是肠道炎症、毒素等多种疾病及药物副作用引起的常见症状，在对因治疗的基础上，可适当使用止泻药以缓解症状。常用的止泻药见表7–6。

表7-6　常见止泻药的作用与临床应用

药　物	作　用	应　用
地芬诺脂	哌替啶衍生物，提高肠肌张力，抑制肠道蠕动	急、慢性功能性腹泻
洛哌丁胺	作用于肠阿片受体，阻止Ach与PGs释放，抑制肠蠕动	急、慢性腹泻
鞣酸蛋白	使黏膜表面蛋白凝固、沉淀，减轻刺激，产生收敛止泻作用	肠炎、非细菌性腹泻
碱式碳酸铋		
双歧三联活菌	调整肠道菌群，改善肠道微生态；抑制有害菌，减少毒素吸收	轻、中度急、慢性腹泻与便秘
促菌生	活菌制剂，消耗肠道氧气，形成厌氧环境，促进厌氧菌生长	婴幼儿腹泻

第六节　利胆药及胆石溶解药

利胆药是指能促进胆汁分泌、排泄的药物；胆石溶解药能溶解结石，利胆药多能促进胆石溶解，具体见表7-7。

表7-7　常见利胆药及胆石溶解药的作用与临床应用

药 物	作　用	应　用
去氢胆酸	促进肝脏分泌稀胆汁，利胆	胆道感染、胆石症
胆汁酸	促胆汁分泌，抑制胆固醇的吸收	胆石症、高脂血症
胆维他	促胆汁分泌，提高肝脏解毒功能	胆囊炎、胆石症、肝炎
苯丙醇	促胆汁分泌，降低胆固醇	胆囊炎、胆石症、高脂血症
硫酸镁	刺激十二指肠，反射性收缩胆囊、松弛胆总管，促进胆汁排泄	胆囊炎、胆石症、阻塞性黄疸
羟甲香豆素	促进胆汁分泌，收缩胆囊，舒张胆道口，促进胆石排出；抑菌	胆囊炎、胆石症、胆道术后综合征
曲匹布通	松弛胆道平滑肌和括约肌而利胆	胆囊炎、胆石症、胆道运动障碍
熊去氧胆酸	抑制胆固醇吸收、合成与分泌，阻止胆石形成、溶解胆石	胆固醇性胆结石，胆囊炎、胆汁性消化不良

第七节　治疗肝昏迷药

肝昏迷即肝性脑病，可能与血氨升高、中枢递质异常升高及血清支链氨基酸与芳香氨基酸比值（支/芳比值）下降有关。治疗药物见表7–8。

表7–8　常见治疗肝昏迷药的作用与临床应用

药 物	作 用	应 用
谷氨酸	将氨结合生成谷氨酰胺转运到肾脏排出 促进脑内氧化代谢，改善中枢功能	严重肝功能不全 预防肝昏迷
精氨酸	参与鸟苷酸循环，加速血氨生成尿素	肝昏迷
乳果糖	结肠内转化为乳酸与醋酸， 抑制氨的吸收而降低血氨	慢性门脉高压 肝昏迷
14–氨基酸 注射液–800	由支/芳比值较高的14种氨基酸组成 改善肝功能、促醒	肝昏迷

第八节　微生态制剂

肠道正常菌群的建立对肠道功能及其内容物传输具有重要的意义，并进一步促进肠道对营养物质的吸收和抑制肠道对“毒物”的吸收。微生态制剂为健康人肠道正常菌群，主要有乳酸杆菌、双歧杆菌、芽孢杆菌、肠球菌、枯草杆菌等微生物。

微生态制剂对肠道及其他脏器有广泛的调节作用：抑制肠内有害菌而促进正常菌群的建立；维持肠道的正常蠕动而缓解便秘或腹泻；促进肠道对氨基酸、维生素、无机盐的吸收；提高肠道的屏障作用而抑制“毒物”的吸收，降低血中内毒素水平，发挥保肝、护肺等作用；提高机体免疫功能等。临床上常见的制剂有双歧三联活菌胶囊、金双歧等。使用中应注意冷藏、餐前温水送服，避免与抗菌药等同服。

练 习 题

一、单选题

1. 奥美拉唑的主要作用机制是（　　）。

A. 中和胃酸　B. 阻断H_2受体　C. 促进胃黏液分泌　D. 抑制H^+–K^+–ATP酶

2. 西咪替丁具有抗消化性溃疡的作用，其作用机制主要是（　　）。

A. 阻断胃壁H^+泵　B. 阻断H_2受体　C. 阻断5-HT受体　D. 阻断M受体

3. 通过阻断H_2受体而抑制胃酸分泌的药物是（　　）。

A. 奥美拉唑　B. 苯海拉明　C. 阿司咪唑　D. 雷尼替丁

4. 较大剂量长期服用质子泵抑制剂后的潜在风险是（　　）。

A. 骨质疏松性骨折　B. 动脉粥样硬化　C. 胃食管反流病　D. 血小板减少症

5. 不易导致便秘或腹泻不良反应的抗酸药（　　）。

A. 三硅酸镁　B. 碳酸氢钠　C. 氢氧化铝　D. 碳酸钙

6. 需要嚼碎服用的药品是（　　）。

A. 胰酶肠溶片　B. 法莫替丁片　C. 乳酸菌素片　D. 泮托拉唑肠溶片

7. 属于多巴胺D_2受体阻断剂的是（　　）。

A. 多潘立酮　B. 法莫替丁　C. 莫沙必利　D. 氯苯那敏

8. 属于刺激性泻药的是（　　）。

A. 硫酸镁　B. 乳果糖　C. 酚酞　D. 甘油

9. 下列关于碳酸氢钠的应用，不正确的说法是（　　）。

A. 能促进阿司匹林在胃中的吸收　B. 较少用于中和胃酸

C. 能促进苯巴比妥从尿中排泄　D. 能增强庆大霉素的抗菌作用

10. 西咪替丁用于治疗十二指肠溃疡的依据是（　　）。

A. 中和过多的胃酸

B. 吸附胃酸，降低胃液酸度

C. 阻断胃腺壁细胞上的组胺H_1受体，抑制胃酸分泌

D. 阻断胃腺壁细胞上的组胺H_2受体，抑制胃酸分泌

11. 对黏膜及溃疡面有保护、收敛作用的药物是（　　）。

A. 碳酸氢钠　B. 氢氧化铝　C. 三硅酸镁　D. 西咪替丁

12. 硫糖铝治疗消化性溃疡的机制是（　　）。

A. 中和胃酸　B. 抑制胃酸分泌　C. 抑制H^+-K^+-ATP酶　D. 保护溃疡面黏膜

二、多选题

1. 下列属于促胃肠动力药的有（　　）。

A. 米索前列醇　B. 西沙比利　C. 甲氧氯普胺　D. 多潘立酮

2. 甲氧氯普胺的不良反应包括（　　）。

A. 锥体外系反应　B. 高泌乳素血症　C. 困倦、头晕　D. 5-羟色胺综合征

3. 具有促进排便作用的药物有（　　）。

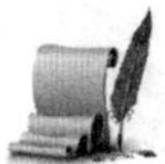

A. 酚酞　　B. 硫酸镁　　C. 地芬诺酯　　D. 乳果糖

4. 硫酸镁的药理作用包括（　　）。

A. 泄下　　B. 利胆　　C. 抗惊厥　　D. 降血压

5. 奥美拉唑的药理作用有（　　）。

A. 减少胃壁细胞分泌H^+　　B. 抗幽门螺旋杆菌

C. 减少胃黏液分泌　　D. 促进HCO_3^-分泌

第三十三章　子宫平滑肌兴奋药与抑制药

子宫平滑肌兴奋药可选择性兴奋子宫平滑肌，因子宫的状态与药物剂量的不同，可使子宫产生节律性收缩或强直性收缩，临床主要用于催产、引产、子宫出血及子宫复原。子宫平滑肌抑制药可抑制子宫平滑肌收缩，临床主要用于痛经和预防早产。

第一节　子宫平滑肌兴奋药

【缩宫素】

1. 化学与药动学

视上核与室旁核的神经内分泌细胞合成缩宫素和血管升压素并沿下丘脑–垂体束运输到神经垂体贮存、释放，缩宫素与血管升压素均为9肽，仅在3位与8位氨基酸不同，它们的作用各有侧重，但又互相交叉。目前临床使用的缩宫素为人工合成或从牛、猪垂体后叶提取。缩宫素口服无效，一般注射用药。

2. 作用与机制

缩宫素激动子宫平滑肌细胞膜缩宫素受体，通过磷脂酶C–三磷酸肌醇信号通路，提高胞内Ca^{2+}浓度，从而使子宫平滑肌收缩力增加、收缩频率加快。妊娠的不同阶段，缩宫素受体的密度不同，故对缩宫素的敏感性出现显著性差异。

影响缩宫素作用的因素：

(1) 剂量：小剂量缩宫素能加强子宫底部的节律性收缩，对子宫颈则产生松弛作用，发挥催产作用；大剂量缩宫素可引起子宫强直性收缩。

(2) 妊娠：在妊娠早期，孕激素水平较高，缩宫素对子宫平滑肌的收缩作用弱，有利于胎儿正常发育；在妊娠后期，雌激素水平较高，特别是临产时，子宫对缩宫素的反应更敏感，有利于分娩。

3. 应用与疾病

小剂量缩宫素临床用于催产、引产，但产道异常、胎位不正、头盆不称、前置胎盘、有三次妊娠史、曾作剖腹产者禁用；较大剂量的缩宫素可用于产后出血。

【垂体后叶素】

垂体后叶素中含缩宫素与血管升压素，缩宫素具有兴奋子宫的作用。较大剂量的血管升压素可收缩血管，升高血压，同时促进远曲小管与集合管对水的重吸收，产生抗利尿作用。临床上可用于肺出血、上消化道出血以及尿崩症。

【麦角生物碱】

麦角生物碱是麦角酸的衍生物，结构不同，其药理作用亦不同。

1. 胺生物碱类：主要包括麦角新碱、甲麦角新碱。易溶于水，兴奋子宫的作用快而强，剂量稍大即可引起子宫强直性收缩，临床用于治疗子宫出血、子宫复旧不良等疾病。但其兴奋作用对子宫底与子宫颈没有选择性，故禁用于催产、引产。

2. 肽生物碱类：主要包括麦角胺、麦角毒。难溶于水，能直接引起血管收缩，收缩脑血管，降低脑动脉搏动幅度，故常与咖啡因合用治疗偏头疼。

【前列腺素】

作为子宫兴奋药应用的前列腺素类药物有地诺前列酮、地诺前列素、硫前列酮、卡前列素等。上述药物对子宫、特别是分娩前的子宫有兴奋作用，引起子宫收缩的特性与生理性的阵痛相似，临床可用于足月引产。

第二节　子宫平滑肌抑制药

子宫平滑肌抑制药可抑制子宫平滑肌收缩，临床主要用于防治痛经、早产，常见的药物有β_2受体兴奋药（利托君、特布他林、沙丁胺醇、海索那林）、硫酸镁、钙通道阻滞药（硝苯地平）、环氧酶抑制药（吲哚美辛）等。

1. β_2受体兴奋药：兴奋β_2受体，增加胞内cAMP水平而降低Ca^{2+}浓度，松弛子宫平滑肌，临床用于治疗先兆早产。但对孕妇和胎儿可引起心率增加、血压升高、血糖升高、水钠潴留，对合并心脏病、未经控制的高血压、糖尿病、支气管哮喘、肺动脉高压患者禁用。

2. 硫酸镁：注射硫酸镁后明显抑制子宫平滑肌收缩，临床可用于预防早产；此外，还能抑制中枢、扩张血管而降低血压，可用于防治妊娠高血压、先兆子痫。

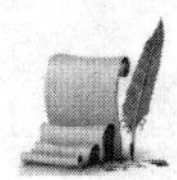

3. 硝苯地平：拮抗缩宫素而松弛子宫平滑肌，可用于防治早产。

4. 吲哚美辛：抑制环氧酶，可用于早产。但能引起胎儿动脉导管提前关闭，故仅限于在其他药物无效且妊娠34周前使用。

练 习 题

一、单选题

1. 关于缩宫素兴奋子宫的作用，下列叙述错误的是（　　）。

A. 直接兴奋子宫平滑肌　　B. 小剂量可加强子宫底部节律性收缩

C. 大剂量可引起子宫强直性收缩　　D. 小剂量可引起子宫颈节律性收缩

2. 缩宫素可用于（　　）。

A. 小剂量用于产后止血　　B. 小剂量可抑制乳腺分泌

C. 小剂量用于催产和引产　　D. 小剂量可促进排卵

3. 垂体后叶素不能用于治疗（　　）。

A. 肺出血　　B. 高血压　　C. 尿崩症　　D. 上消化道出血

4. 麦角生物碱临床不能用于治疗（　　）。

A. 子宫出血　　B. 子宫复旧不良　　C. 催产、引产　　D. 偏头疼

5. 子宫平滑肌抑制药不包括（　　）。

A. 氯化钙　　B. 沙丁胺醇　　C. 硝苯地平　　D. 吲哚美辛

第八篇 内分泌系统药

第三十四章 肾上腺皮质激素类药

第一节 肾上腺的功能及其调节

肾上腺由皮质与髓质组成，皮质由外向内依次分为球状带、束状带和网状带，中央是肾上腺髓质。上述各种组织的分泌功能及其调节不同，肾上腺皮质激素是肾上腺皮质分泌的各种类固醇活性成分的总称。

1. 盐皮质激素：由肾上腺皮质球状带分泌，主要是醛固酮、去氧皮质酮等。醛固酮可兴奋远曲小管与集合管醛固酮受体，促进钠水的重吸收，维持血容量。醛固酮的分泌受肾素-血管紧张素系统的调节，血钠、血钾亦有直接调节作用。由于目前饮食摄钠普遍偏高，醛固酮的保钠保水作用更多情况下转化为致病因素，临床应用较少。

2. 糖皮质激素：由肾上腺皮质束状带分泌，主要是氢化可的松、可的松等。生理剂量的糖皮质激素主要影响物质代谢，超生理剂量的糖皮质激素具有广泛的药理作用。糖皮质激素主要受下丘脑-垂体-肾上腺皮质轴的调节，下丘脑分泌促肾上腺皮质激素释放激素，通过垂体门脉循环作用于垂体，腺垂体分泌促肾上腺皮质激素（ACTH），ACTH作用于肾上腺皮质束状带及网状带，刺激细胞生长发育，促进糖皮质激素的合成与分泌；糖皮质激素对肾上腺皮质、垂体、下丘脑有负反馈作用，共同调节糖皮质激素的生化过程。糖皮质激素的基础分泌、应激分泌及昼夜节律变化均受ACTH的调控，当机体遇到紧急情况时，通过下丘脑-垂体-肾上腺皮质轴促进糖皮质激素合成和释放，血中糖皮质激素水平上升，提高机体的抵抗力（应激）。此外，糖皮质激素的分泌有明显的昼夜节律变化，早上8~10时达到高峰，凌晨0~2时分泌最少，高峰值是最低值的4倍以上，

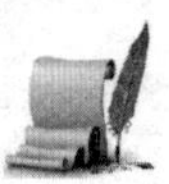

原因是在早上下丘脑-垂体-肾上腺皮质轴对ACTH及糖皮质激素的负反馈不敏感，导致血中ACTH及糖皮质激素持续上升。

3. 性激素：由肾上腺皮质网状带分泌的性激素有去氢异雄酮、雌二醇等。

4. 肾上腺素与去甲肾上腺素：肾上腺髓质合成、分泌肾上腺素与去甲肾上腺素（4：1），血液中的肾上腺素主要来源于肾上腺髓质，而血液中的去甲肾上腺素主要来源于肾上腺素能神经末梢。肾上腺素的合成与释放主要受交感-肾上腺髓质系统的调节，当机体处于应急状态时，交感-肾上腺髓质系统立即被调动起来，髓质合成、分泌加速，血中肾上腺素与去甲肾上腺素迅速增加，提高机体的战斗力。

第二节　糖皮质激素类药

1. 化学与药动学

肾上腺皮质激素是甾体类化合物，保持生理活性的必要基团是：C_3上的酮基、C_4-C_5为双键、C_{17}有β醇酮基、C_{20}有羰基。在此基础上，糖皮质激素C_{11}有氧或羟基、C_{17}有羟基。为了提高疗效、降低不良反应，现已合成了一系列糖皮质激素类药物（简称激素）。按半衰期及用法把激素分为：（1）短效类（可的松、氢化可的松），（2）中效类（泼尼松、泼尼松龙等），（3）长效类（地塞米松、倍他米松等），（4）外液药（氟轻松、倍氯米松等）。

糖皮质激素类药物（简称激素）脂溶性高，口服、注射、外用均可吸收。血液中的激素主要与皮质激素转运蛋白结合，只有少部分游离状态的激素发挥作用，最后经肝代谢后从肾脏排泄。其中可的松与泼尼松经肝转化为氢化可的松与泼尼松龙才有活性，故严重肝功能不良的患者宜用氢化可的松或泼尼松龙。

2. 作用与机制

糖皮质激素（激素）药理作用的基本机制主要是基因效应，即激素进入靶细胞后，与胞浆糖皮质激素受体结合，形成激素受体复合物并进入细胞核，与核内DNA上的激素反应位点结合，调节RNA的转录与蛋白质的合成，产生激素效应。生理剂量的糖皮质激素主要影响糖、蛋白质及脂肪的代谢，超生理剂量的糖皮质激素具有广泛的药理作用。

（1）抗炎：激素对各种炎症均有效，能抑制炎症的全过程，改善炎症红、肿、热、痛等症状，抑制肉芽组织增生。激素抗炎的表现具体有四方面。① 抑制炎症介质的合成与释放：抑制磷脂酶A_2的活性，减少前列腺素与白三烯等炎症介质的合成；稳定溶酶体膜，抑制各种酶的释放，减轻炎症反应。② 保护细胞间质，提高血管张力，降低血管通透性，减轻炎症渗出。③ 抑制免疫：抑制吞噬细胞功能，降低细胞免疫与体液免疫，诱导炎症细胞凋亡，减轻炎症反应。④ 抑制肉芽组织增生：抑制DNA复制及蛋白质的合成。

(2) 抑制免疫、抗过敏：抑制吞噬细胞功能，降低细胞免疫与体液免疫，诱导炎症细胞凋亡，减轻过敏症状。

(3) 抗内毒素：提高机体对内毒素的耐受力，但不能破坏内毒素，对外毒素无效。

(4) 抗休克：超大剂量激素常用于休克（如感染中毒性休克）的抢救，其机制包括：① 抗炎；② 抗过敏；③ 抗内毒素；④ 扩张痉挛的血管，改善微循环；⑤ 减少心肌抑制因子的形成，间接兴奋心脏。

(5) 对物质代谢的影响：① 糖代谢：升高血糖；② 蛋白质代谢：促进蛋白质分解、抑制合成，引起负氮平衡；③ 脂肪代谢：大量使用可促进脂肪分解、抑制合成，促使脂肪重新分布而形成向心性肥胖；④ 水和电解质代谢：保水、保钠、排钾、排钙。

(6) 影响血液与造血系统：① 血液中含量增加：红细胞与血红蛋白、血小板与纤维蛋白原、中性粒细胞；② 血液中含量减少：淋巴细胞、单核细胞、嗜酸性粒细胞。

(7) 其他作用：① 退热：降低体温调节中枢对致热源的敏感性，缓解中毒性感染引起的发热。② 兴奋中枢：可提高中枢的兴奋性，大剂量对儿童能致惊厥。③ 促进消化：激素可提高胃消化酶的活性，促进消化，增加食欲。④ 影响骨骼：抑制钙的吸收、促进钙的排出，负氮平衡并抑制成骨细胞活性，导致骨形成障碍，长期使用可致骨质疏松。⑤ 允许作用。

3. 应用与疾病

(1) 休克：激素可用于各种休克，缓解症状以利度过危险期，但必须根据病因进行综合治疗。

(2) 严重的感染：对严重的细菌性感染，可利用大剂量激素，迅速缓解症状，同时必须合用有效的抗菌药；对严重的病毒性感染亦可迅速缓解症状，为后续治疗赢得时间。

(3) 缓解炎症的后遗症：炎症的渗出、粘连及疤痕，既是病理产物，又是致病因素，特别是心、脑、眼、生殖系统等部位的感染，早期使用激素可缓解由炎症引起的后遗症。

(4) 自身免疫性疾病、过敏性疾病及器官移植：① 自身免疫性疾病，即针对机体自身正常组织的异常免疫反应，如风湿性疾病、肾病综合征、硬皮病等，激素可缓解症状。② 过敏性疾病，外源性抗原引起的免疫反应，如哮喘、过敏性鼻炎、过敏性休克等，使用激素可缓解症状，减轻组织损伤。③ 器官移植，使用激素抑制免疫排斥反应。

(5) 血液病：急性淋巴细胞白血病、再生障碍性贫血、粒细胞减少症，激素近期疗

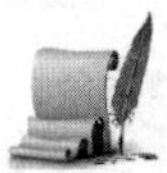

效好，但停药后易复发。

(6) 皮肤病：局部应用治疗接触性皮炎、湿疹及银屑病等，但对严重的皮肤病尚需全身用药。

(7) 肾上腺皮质功能不全：用于肾上腺皮质或腺垂体功能减退症、肾上腺危象或肾上腺次全切除术后的患者。

4. 不良反应与禁忌证

(1) 一般剂量长期用药过程中引起的不良反应：

① 医源性（或类）肾上腺皮质功能亢进症（库欣综合征）：一般剂量长期使用激素引起体内物质代谢紊乱，出现向心性肥胖、皮肤变薄、高血压等，停药可消退。

② 诱发或加重多种疾病：A. 感染；B. 消化性溃疡；C. 高血压、高血脂、糖尿病；D. 白内障、青光眼；E. 骨质疏松、肌肉萎缩、延缓伤口愈合；F. 其他（影响儿童发育、诱发精神病、致畸等）。

(2) 减药过快或突然停药引起的不良反应（即停药反应）

① 医源性肾上腺皮质萎缩和功能不全：长期使用激素，血中过高的激素作用于下丘脑–垂体–肾上腺皮质，通过负反馈使ACTH分泌减少，导致肾上腺皮质萎缩和功能不全，在减药过快、突然停药及在停药后半年内，在应激情况下可诱发肾上腺危象。因此，应缓慢减量或采用隔日给药，停药后在应激情况下应补充给药。

② **停药反跳**：即患者症状基本控制后，减药过快或突然停药导致原病复发或加重的现象。此时常需加大剂量，等控制症状后逐渐减量、停药。

激素作用广泛，不良反应较多，禁忌证亦不少！凡是机体某方面有疾病，而激素能诱发或加重者一般应当禁用，但当病情危急时亦可权衡使用。常见的禁忌证有：抗菌药不能控制的感染、病毒或真菌感染、活动性结核病、活动性消化性溃疡、角膜溃疡、骨折、创伤修复期、新近胃肠吻合术、严重的高血压、糖尿病、孕妇、严重精神病和癫痫、肾上腺皮质功能亢进等。

5. 用法

(1) 大剂量突击疗法：对于严重的中毒性感染及各种休克，氢化可的松的剂量可达1克以上，症状缓解后减量，疗程3~5天。

(2) 一般剂量长期用药：对于肾病综合征、结缔组织疾病、顽固性哮喘、恶性淋巴瘤、淋巴细胞白细胞等，如用泼尼松（剂量30~100毫克），获效后逐渐减量。

(3) 小剂量替代疗法：用于垂体或肾上腺皮质功能不全，一般每日7~8时给予可的松或氢化可的松10~25毫克。

(5) **隔日疗法**：激素与ACTH的分泌呈昼夜节律变化，早上8~10时分泌最多，午夜

0~2时分泌最少。在一般剂量长期用药的减药过程中，可采用隔日疗法，即将1日或2日的药量在第一天早上7~8时一次服用，降低激素对下丘脑-垂体-肾上腺皮质的负反馈，缓解肾上腺皮质萎缩等不良反应。

第三节　盐皮质激素类药

盐皮质激素主要包括醛固酮和去氧皮质酮，具有保钠、保水、排钾的作用。临床用于慢性肾上腺皮质减退症。

第四节　促皮质素与皮质激素抑制药

一、促肾上腺皮质激素

促肾上腺皮质激素（ACTH）由垂体分泌而作用于肾上腺皮质束状带，促进皮质增生、合成激素。临床可用于诊断腺垂体-肾上腺皮质功能水平，长期使用激素停药前后预防皮质功能不全。

二、皮质激素抑制药

抗醛固酮类药如螺内酯，利尿药已有阐述。

皮质激素抑制药通过抑制肾上腺皮质功能、特别是抑制皮质激素的合成与释放，临床用于肾上腺皮质功能亢进综合征、垂体或肾上腺皮质肿瘤的非手术治疗。

1. 米托坦：抑制肾上腺皮质束状带与网状带，临床用于不宜手术的皮质癌。

2. 美替拉酮：抑制11β-羟化反应，干扰皮质酮与氢化可的松的生成。临床用于治疗肾上腺皮质肿瘤、皮质癌、氢化可的松过多症。

3. 氨鲁米特：抑制20α-羟胆固醇的生成，干扰氢化可的松及醛固酮的合成，治疗肾上腺皮质肿瘤及ACTH过多引起的氢化可的松增多症。

4. 酮康唑：属于抗真菌咪唑类衍生物，同时亦能抑制胆固醇侧链分裂而干扰肾上腺皮质激素（包括性激素）的合成，可用于治疗肾上腺皮质功能亢进综合征。

练 习 题

一、单选题

1. 可的松和氢化可的松在药动学方面的区别是（　　）。

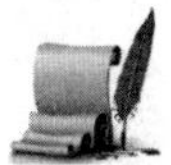

A. 口服生物利用度不同　　B. 组织分布不同

C. 肝内代谢产物的生物活性不同　　D. 半衰期不同

2. 肝功能严重不良的患者如全身用药可选用的是（　　）。

A. 可的松　　B. 泼尼松　　C. 泼尼松龙　　D. 氟轻松

3. 糖皮质激素抗毒素是指（　　）。

A. 提高机体对内毒素的耐受力　　B. 中和内毒素

C. 提高机体对外毒素的耐受力　　D. 降解外毒素

4. 糖皮质激素在肝内代谢的终产物主要是（　　）。

A. 胆固醇　　B. 17–羟类固醇　　C. 17–羟类固酮　　D. 脂肪酸

5. 不属于糖皮质激素适应证的是（　　）。

A. 角膜炎　　B. 角膜溃疡　　C. 虹膜炎　　D. 非特异性眼炎

6. ACTH促使肾上腺合成、分泌的主要物质是（　　）。

A. 醛固酮　　B. 氢化可的松　　C. 雌二醇　　D. 肾上腺素

7. 糖皮质激素隔日疗法的给药时间是（　　）。

A. 上午8点　　B. 中午12点　　C. 下午8点　　D. 晚上10点

8. 长期使用泼尼松的不良反应是（　　）。

A. 血小板减少　　B. 骨质疏松　　C. 肾功能不全　　D. 心力衰竭

9. 属于糖皮质激素禁忌证的是（　　）。

A. 严重高血压　　B. 过敏性皮炎　　C. 再生障碍性贫血　　D. 类风湿关节炎

10. 地塞米松的禁忌证是（　　）。

A. 抑郁症　　B. 支气管哮喘　　C. 荨麻疹　　D. 活动性消化性溃疡

二、多选题

1. 糖皮质激素抗炎作用的机制有（　　）。

A. 抑制炎症介质的合成与释放　　B. 保护细胞间质，降低毛细血管通透性

C. 降低免疫水平　　D. 抑制肉芽组织增生，减轻粘连和瘢痕

2. 糖皮质激素治疗休克时应注意（　　）。

A. 采用大剂量突击疗法　　B. 为治疗各种休克的首选药

C. 见效后即停药　　D. 治疗感染中毒性休克时需配伍有效足量的抗菌药

3. 氢化可的松在治疗中毒性痢疾时所起的作用有（　　）。

A. 增强免疫功能　　B. 抗内毒素　　C. 缓解症状　　D. 抗休克

4. 糖皮质激素抗休克作用与哪些因素有关（　　）。

A. 间接增强心肌收缩力　　B. 扩张痉挛性收缩的血管，改善微循环

C. 抗炎、抗毒素　　　　　　　　　D. 抑制免疫

5. 糖皮质激素可使血液中（　　）增加。

A. 红细胞及血红蛋白　　B. 血小板　　C. 纤维蛋白原　　D. 中性粒细胞

6. 糖皮质激素一般剂量长期用药时的不良反应有（　　）。

A. 类肾上腺皮质功能亢进综合征与肾上腺皮质功能不全　　B. 免疫功能亢进

C. 诱发或加重感染或消化性溃疡　　　　　　　　　　　　D. 延缓伤口愈合

7. 糖皮质激素诱发或加重胃、十二指肠溃疡的机制有（　　）。

A. 促进胃酸和胃蛋白酶的分泌　　　　B. 抑制胃黏液的分泌

C. 降低胃黏膜的抵抗能力　　　　　　D. 促进幽门螺旋杆菌的生长

8. 糖皮质激素的禁忌证包括（　　）。

A. 活动性消化性溃疡　　　　　　　　B. 严重精神病或癫痫

C. 严重的糖尿病、高血压　　　　　　D. 急性坏死性肝炎

9. 一般剂量长期应用糖皮质激素过程中突然停药，产生反跳现象的原因是（　　）。

A. 产生了依赖性　　　　　　　　　　B. 病情尚未完全控制

C. 血中促肾上腺皮质激素增加　　　　D. 血中肾上腺素减少

三、问答题

1. 简述糖皮质激素的药理作用。

2. 简述糖皮质激素抗炎作用的具体表现。

3. 简述糖皮质激素抗休克的机制。

4. 简述糖皮质激素的临床应用及用法。

5. 简述糖皮质激素采用隔日疗法的用法及其原理。

6. 简述糖皮质激素的不良反应及禁忌证。

第三十五章　甲状腺激素与抗甲状腺药

第一节　甲状腺激素

甲状腺激素是由甲状腺合成的机体正常生长发育必需的激素，包括甲状腺素（T_4）与三碘甲腺原氨酸（T_3）。

1. 生化与调节

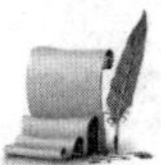

(1) 甲状腺激素的合成：① 摄碘，甲状腺细胞通过碘泵主动摄取碘；② 活化，碘被过氧化物酶氧化；③ 碘化，碘与络氨酸结合生成一碘络氨酸（MIT）或二碘络氨酸（DIT）；④ 耦联，在过氧化物酶的催化下，2个DIT耦联成T_4，1个MIT与1个DIT耦联成T_3；⑤ 释放，在蛋白水解酶的作用下，甲状腺球蛋白水解、将T_4、T_3释放到血液中去，其中T_4约占90%，而35%T_4可转化为T_3。

(2) 调节：甲状腺激素的合成、释放受下丘脑-垂体-甲状腺轴的调节。下丘脑分泌促甲状腺激素释放激素作用于垂体，垂体分泌促甲状腺激素作用于甲状腺，促进甲状腺合成、释放甲状腺激素，而甲状腺激素对上述调节轴产生负反馈作用。

2. 化学与药动学

T_4、T_3口服易吸收，进入体内后部分T_4（35%）脱碘生成T_3，与血浆蛋白结合后游离的T_3是T_4的10倍，兼之T_3的生物活性是T_4的5倍，因此T_3作用快、强、短，而T_4作用慢、弱、长。

3. 作用与机制

甲状腺激素的作用主要是基因效应，即甲状腺激素（主要是T_3）与细胞核受体蛋白形成激素-受体复合物，启动靶基因转录，加速蛋白合成而产生效应。

(1) 维持生长发育：甲状腺激素主要促进中枢神经系统及骨骼的生长发育。婴幼儿先天性甲状腺功能低下，可引起智力低下、身材矮小，即呆小症；成人甲状腺功能低下可引起黏液性水肿。

(2) 促进代谢：甲状腺激素可促进物质氧化代谢，提高基础代谢率，产热增加。

(3) 提高交感-肾上腺系统的敏感性：甲状腺素能使机体对交感-肾上腺系统的递质、包括去甲肾上腺素、肾上腺素的反应性提高，因此甲亢患者有烦躁、震颤、心血管系统兴奋等症状。

4. 应用与疾病

目前临床使用的是左甲状腺素钠，主要用于甲状腺功能低下的替代疗法：

(1) 呆小症：宜早治疗、终身治疗，迟则智力很难恢复。

(2) 黏液性水肿：从小剂量开始治疗，昏迷病人需静注T_3。

(3) 单纯性甲状腺肿：用甲状腺片补充不足，同时抑制促甲状腺激素的过度分泌，缓解甲状腺组织代偿性增生肥大。

(4) 其他。

第二节　抗甲状腺药

抗甲状腺药是指能抑制甲状腺激素合成、分泌，用于治疗甲状腺功能亢进的药物。临床常用的有硫脲类、碘和碘化物、放射性碘和β受体阻滞药等，其作用与应用见表8–1。

一、硫脲类

1. 化学与药动学

硫脲类按结构分为硫氧嘧啶类（甲硫氧嘧啶、丙硫氧嘧啶）和咪唑类（甲巯咪唑、卡比马唑）。硫脲类口服吸收较好，其中卡比马唑在肝脏转化为甲巯咪唑才有效。

2. 作用与机制

硫脲类的作用机制是：

(1) 抑制络氨酸的碘化与耦合，干扰甲状腺激素的合成；

(2) 抑制免疫，降低甲状腺刺激性免疫球蛋白的水平；

(3) 硫氧嘧啶类可减弱β受体介导的糖代谢；

(4) 丙硫氧嘧啶能抑制外周组织T_4转化为T_3，故在重症甲亢、甲亢危象时列为首选。

3. 应用与疾病

(1) 甲状腺功能亢进症：适用于轻症、不宜手术或放射性碘治疗者。

(2) 甲亢手术前准备：对需手术的甲亢患者，首先使用硫脲类使甲状腺功能恢复正常。但在手术前两周需加服大剂量碘剂，使甲状腺缩小变韧以利手术。

(3) 甲亢危象的辅助治疗：在诱因下大量甲状腺激素释放，可引起甲状腺危象。在对因、对症治疗的基础上，给予大剂量碘抑制甲状腺激素的释放，同时应用大剂量硫脲类（常用丙硫氧嘧啶）抑制甲状腺激素的合成。

4. 不良反应与禁忌证

甲硫氧嘧啶不良反应较多见，一般有胃肠道反应、过敏反应、甲状腺肿及甲状腺功能减退，最严重的是粒细胞缺乏症。

二、碘及碘化物

1. 作用与机制

小剂量碘促进甲状腺激素的合成，用于治疗单纯性甲状腺肿。

大剂量碘抑制甲状腺激素的合成、特别是释放，产生抗甲状腺作用，起效快、作用

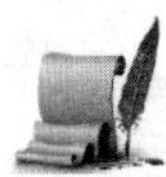

强；但抗甲状腺的作用不持久，15天后逐渐失效，不适合甲亢内科治疗。

2. 应用与疾病

（1）地方性甲状腺肿：食盐加碘可预防地方性甲状腺肿。

（2）甲亢手术前准备：在手术前两周使用大剂量碘，使甲状腺缩小变韧以利手术。

（3）甲亢危象：与硫脲类合用，抑制甲状腺激素的合成与释放。

3. 不良反应与禁忌证

碘的不良反应相对较少。可见过敏反应、慢性碘中毒、甲状腺功能紊乱等。

三、放射性碘

放射性碘（^{131}I）被甲状腺主动摄取后，放出的β射线（占99%）射程0.5~2mm，辐射损伤仅限于甲状腺实质，临床治疗甲亢，适用于不宜手术或术后复发，及硫脲类无效或过敏者。放出的γ射线能在体外测到，可用作甲状腺摄碘功能测定。

四、β肾上腺素受体阻滞药

阻滞β受体，缓解甲亢症状，用于甲亢辅助治疗、甲亢术前准备、甲亢危象的辅助治疗。若与硫脲类合用疗效迅速而显著。

表8-1　抗甲状腺药的作用与应用

类别	主要作用	甲亢	甲亢术前准备	甲亢危象
硫脲类	抑制甲状腺激素的合成	+	+	+
碘及碘化物	大剂量碘抑制甲状腺激素释放	−	+	+
	小剂量促进甲状腺激素合成	单纯性甲状腺肿		
放射性碘	β射线辐射损伤甲状腺实质	+	−	−
	γ射线在体外可测到	测定甲状腺摄碘功能		
β受体阻滞药	阻滞β受体，缓解甲亢症状	+	+	+

练习题

一、单选题

1. 关于T_4与T_3，不正确的说法是（　　）。

A. T_4、T_3口服易吸收　　B. 体内部分T_4可生成T_3

C. T_4的生物活性比T3高　　D. T_3作用快、强、短

2. 甲状腺激素的药理作用不包括（　　）。

A. 降低心血管系统的兴奋性　　B. 维持生长发育

C. 促进代谢　　D. 提高交感–肾上腺系统的敏感性

3. 甲状腺素的临床应用不包括（　　）。

A. 呆小症　B. 黏液性水肿　C. 单纯性甲状腺肿　D. 甲状腺危象

4. 治疗甲状腺功能亢进症的药物不包括（　　）。

A. 瑞格列奈　B. 丙硫氧嘧啶　C. 放射性碘　D. 普萘洛尔

5. 硫脲类药物的临床应用不包括（　　）。

A. 甲状腺功能亢进症　　B. 甲状腺功能低下

C. 甲亢手术前准备　　D. 甲亢危象的辅助治疗

6. 硫脲类药物的不良反应不包括（　　）。

A. 胃肠道反应　B. 过敏反应　C. 诱发甲亢　D. 粒细胞缺乏症

7. 碘及碘化物的临床应用不包括（　　）。

A. 甲状腺功能亢进症　　B. 地方性甲状腺肿

C. 甲亢手术前准备　　D. 甲亢危象

三、问答题

1. 简述甲状腺激素的药理作用及其临床应用。

2. 简述不同剂量的碘对甲状腺功能的影响及其临床应用。

第三十六章　降血糖药

糖尿病是由于胰岛素不足或作用缺陷、以慢性高血糖为特征的代谢紊乱性疾病。临床表现为多尿、多饮、多食和体重减轻（即“三多一少”），随着病情发展可出现血管及心、脑、肾等多种并发症。糖尿病主要有两种：

1型糖尿病：胰岛细胞破坏，胰岛素绝对不足等引起，必须终身使用胰岛素。

2型糖尿病：胰岛素相对不足与胰岛素抵抗等引起，采用饮食治疗或口服降血糖药、甚至胰岛素来治疗。

目前降血糖药有：胰岛素、磺酰脲类、双胍类、α葡萄糖苷酶抑制剂、胰岛素增敏剂以及餐时血糖调节剂等。

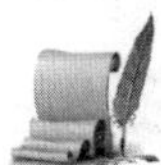

第一节　胰岛素

1. 化学与药动学

胰岛素是胰岛β细胞分泌的双链多肽类激素。口服易被破坏，一般皮下注射，$t_{1/2}$=10分钟，但其作用可持续数小时，目前尚有中、长效制剂。

2. 作用与机制

胰岛素与胰岛素受体的α亚单位结合，引起β亚单位等磷酸化反应，进一步与胰岛素受体底物作用而产生降血糖、促合成等生物效应。

(1) 降血糖：①促进利用——促进葡萄糖进入细胞，加速分解或合成糖原；②减少来源——抑制糖原分解与糖异生。

(2) 脂肪代谢：促进合成、抑制分解。

(3) 蛋白质代谢：促进合成、抑制分解。

(4) 钾转运：促进K^+内流，纠正细胞失钾。

3. 应用与疾病

(1) 糖尿病应用：①1型糖尿病；②2型糖尿病经饮食、口服降血糖药治疗未能控制病情时需使用胰岛素；③糖尿病发生急性并发症（如酮症酸中毒、非酮症性高渗性昏迷）；④糖尿病发生急性伴发症（如严重感染、高热、分娩及手术等）。

(2) 非糖尿病应用：①心律失常：使用极化液（胰岛素、葡萄糖、氯化钾）促进钾内流，防治心肌梗死后的心律失常；②辅助治疗：使用能量合剂（胰岛素、ATP、辅酶A）治疗心、肝、肾等脏器的疾病；③脓毒症。

4. 不良反应与禁忌证

(1) 低血糖反应：是胰岛素最常见的副作用。在治疗糖尿病低血糖昏迷时，应鉴别酮症酸中毒性昏迷、非酮症高渗性糖尿病昏迷。

(2) 过敏反应：动物胰岛素与人胰岛素结构的差异性、胰岛素中的杂质均可引起过敏反应。

(3) 胰岛素抵抗性：①急性抵抗性：应激状态（急性伴发症）引起的胰岛素抵抗，可加大剂量获得疗效；②慢性抵抗性：指胰岛素用量在200U以上者，可用高纯度或人胰岛素，加大剂量或加用口服降血糖药。

(4) 脂肪萎缩：注射部位可出现，应经常更换注射部位。

【地特胰岛素】

地特胰岛素是胰岛素类似物，可与皮下蛋白质可逆结合，从而达到平缓、持久的血药浓度，可作为1型糖尿病首选的基础胰岛素用药，对2型糖尿病的特殊人群（老人、儿童、肥胖型、口服降糖药不达标）有明显的优势。

第二节　口服降血糖药

胰岛素不能口服、必须注射给药，应用极不方便，因此口服降血糖药便应需产生，常见的有磺酰脲类、双胍类、α葡萄糖苷酶抑制剂及胰岛素增敏剂等。与胰岛素相比，口服降血糖药降血糖作用慢而弱，不能单独治疗1型糖尿病。具体见表8-2。

一、磺酰脲类

1. 化学与药动学

磺酰脲类已开发出三代，第一代有甲苯磺丁脲、氯磺丙脲，第二代有格列本脲、格列吡嗪、格列喹酮，第三代有格列齐特等。磺酰脲类药物口服吸收迅速而完全，与血浆蛋白结合率高。

2. 作用与机制

（1）降血糖：磺酰脲类主要是加强胰岛素的降糖作用而降低血糖，故对正常人与胰岛功能未完全丧失的糖尿病患者均有降血糖作用。降血糖的机制有：① 促进胰岛素的释放（磺酰脲类与胰岛β细胞膜磺酰脲受体结合，阻滞ATP敏感的K^+通道，使静息电位上移，引起细胞膜除极化，使电压敏感性的Ca^{2+}通道开放，Ca^{2+}内流，促进胰岛素释放）；② 加强胰岛素的作用（增加胰岛素受体的数目与亲和力，加强胰岛素的降血糖作用）；③ 降低血清胰高血糖素的水平。

（2）抗利尿：氯磺丙脲、格列本脲能促进抗利尿激素的分泌并加强其作用，产生抗利尿作用。

（3）影响凝血功能：格列齐特等第三代药能降低血小板黏附力、促进纤溶酶原合成，对糖尿病微血管并发症有一定的作用。

3. 应用与疾病

（1）糖尿病：① 2型糖尿病；② 糖尿病有微血管并发症者可用第三代药；③ 2型糖尿病伴轻度肾功能不全的患者可用格列喹酮（主要从胆汁排出）。

（2）尿崩症。

4. 不良反应与药物相互作用

常见的不良反应有低血糖、消化道反应、中枢反应、过敏反应等。

磺酰脲类血浆蛋白结合率高，与保泰松、磺胺类、青霉素、吲哚美辛、双香豆素等

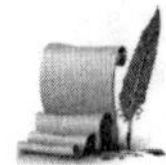

发生竞争，合用时使磺酰脲类游离型药物浓度上升，降血糖作用增强而诱发低血糖反应。另一方面，糖皮质激素、钙通道阻滞药、噻嗪类利尿药、呋塞米、氯丙嗪、口服避孕药等可降低磺酰脲类的降血糖作用。

二、双胍类

1. 化学与药动学

双胍类有二甲双胍（甲福明）、苯乙双胍（苯乙福明）。二甲双胍主要以原形从肾脏排出，不易引起乳酸血症，国内应用较广。

2. 作用与机制

双胍类降血糖作用与胰岛素无关，对正常人血糖无影响。其降血糖的可能机制是：（1）抑制肠道吸收葡萄糖；（2）抑制糖的异生；（3）促进组织利用葡萄糖；（4）抑制胰高血糖素的释放。

3. 应用与疾病

（1）2型糖尿病：用于轻、中度2型糖尿病，尤其是肥胖型患者。

（2）预防糖尿病。

4. 不良反应与禁忌证

常见的不良反应有消化道反应、过敏反应、乳酸血症等。

三、α葡萄糖苷酶抑制剂

α葡萄糖苷酶抑制剂主要有阿卡波糖、伏格列波糖和米格列醇等。口服后在小肠上皮刷状缘竞争性抑制葡萄糖苷酶与蔗糖酶，减慢多糖水解、延缓葡萄糖的吸收，从而降低餐后高血糖。可用于2型糖尿病，特别是餐后血糖明显升高者。不良反应主要是胃肠道反应。

四、胰岛素增敏药

胰岛素增敏药是噻唑烷酮类衍生物，主要有吡格列酮、环格列酮、恩格列酮等。本类药物与细胞核过氧化物酶增殖活化受体γ（PPARγ）结合，激活胰岛素反应基因，提高外周组织对胰岛素的敏感性，加速葡萄糖的利用而降低血糖。可用于有胰岛素抵抗的糖尿病。由于本类药物是加强胰岛素的作用且其作用较弱，故需与胰岛素或磺酰脲类口服降糖药合用才能获得可靠的疗效，

五、非磺酰脲类胰岛素促分泌药物

本类药物又称“餐时血糖调节剂”，包括瑞格列奈、那格列奈、米格列奈等。其降糖机制与磺酰脲类相同：即阻滞胰岛β细胞膜上ATP敏感的K^+通道，使静息电位上移，引起

细胞膜除极化，使电压敏感性的Ca^{2+}通道开放，Ca^{2+}内流，促进胰岛素释放而降低血糖。本类药物餐前即刻服用，起效快而持续时间短，主要降低餐后血糖，可用于2型糖尿病。

六、其他新型降血糖药

1. 胰高血糖素样肽-1（GLP-1）受体激动药和二肽基肽酶Ⅳ（DPP-Ⅳ）抑制药

GLP-1是一种肠促胰素，可促进胰岛素的合成与分泌；GLP-1可被DPP-Ⅳ迅速降解而失去活性。GLP-1受体激动药（依克那肽、利拉鲁肽等）激动GLP-1受体，增强胰岛素的降血糖作用，常与二甲双胍或磺酰脲类配伍治疗2型糖尿病。DPP-Ⅳ抑制药（西他列汀、沙格列汀等）抑制DPP-Ⅳ而提高GLP-1的水平，促进胰岛分泌胰岛素，降低血糖而治疗糖尿病。

2. 胰淀粉样多肽类似物

胰淀粉样多肽与胰岛素一同贮存于胰岛β细胞中，在刺激的作用下与胰岛素按1:100比例分泌，通过抑制食欲、促进胰岛素分泌等机制来降低血糖。普兰林泰与胰淀粉样多肽有相同的生物活性，是继胰岛素之后第二个获准用于治疗1型糖尿病的药物，临床上辅助胰岛素用于治疗1型和2型糖尿病。

表8-2 常用口服降血糖药的分类、常用药、作用机制与应用

分 类	常用药	降血糖机制	应 用
磺酰脲类	甲苯磺丁脲、氯磺丙脲，格列本脲、格列吡嗪、格列喹酮，格列齐特	促进胰岛素的释放 加强胰岛素的作用	2型糖尿病 （微血管并发症）
双胍类	二甲双胍、苯乙双胍	促进葡萄糖利用， 抑制糖的吸收与异生	2型糖尿病 （尤适肥胖型）
α葡萄糖苷酶抑制剂	阿卡波糖、米格列醇、伏格列波糖	抑制葡萄糖苷酶与蔗糖酶，降低餐后血糖	2型糖尿病 （餐后高血糖）
胰岛素增敏药	吡格列酮、环格列酮、恩格列酮	提高组织对胰岛素的敏感性，加速糖的利用	糖尿病 （配伍用药）
非磺酰脲类胰岛素促分泌药物	瑞格列奈、那格列奈、米格列奈	促进胰岛素的释放	2型糖尿病 （降低餐后血糖）
其他新型降糖药	依克那肽、利拉鲁肽	激动GLP-1受体	2型糖尿病 （配伍用药）
	西他列汀、沙格列汀	抑制DPP-Ⅳ	
胰淀粉样多肽类似物	普兰林泰	抑制食欲，促进胰岛素分泌	1、2型糖尿病 （配伍用药）

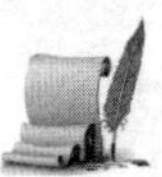

练习题

一、单选题

1. 胰岛素的不良反应不包括（　　）。

A. 酮症酸中毒　　B. 胰岛素抵抗　　C. 低血糖　　D. 过敏反应

2. 胰岛素对糖代谢的影响主要是（　　）。

A. 抑制葡萄糖的氧化分解　　B. 促进糖原分解和异生

C. 增加糖原的合成和贮存　　D. 抑制葡萄糖的转运，减少组织的摄取

3. 主要用于轻症2型糖尿病，尤其适用于肥胖者的药物是（　　）。

A. 格列本脲　　B. 二甲双胍　　C. 阿卡波糖　　D. 格列齐特

4. 不良反应以胃肠反应为主的药物是（　　）。

A. 胰岛素　　B. 格列本脲　　C. 二甲双胍　　D. 阿卡波糖

5. 刺激胰岛素β细胞分泌胰岛素的药物是（　　）。

A. 阿卡波糖　　B. 格列本脲　　C. 二甲双胍　　D. 硫唑嘌呤

6. 属于胰岛素增敏剂的是（　　）。

A. 二甲双胍　　B. 格列吡嗪　　C. 阿卡波糖　　D. 罗格列酮

7. 降糖作用迅速，被称为“餐时血糖调节剂”的降糖药是（　　）。

A. 二甲双胍　　B. 格列喹酮　　C. 瑞格列奈　　D. 格列美脲

8. 降糖药联合用药时，应注意监测的主要不良反应是（　　）。

A. 低血糖反应　　B. 光敏反应　　C. 急性胰腺炎　　D. 尿路感染

二、问答题

1. 简述胰岛素的药理作用与不良反应。

2. 简述胰岛功能对临床选用磺酰脲类与双胍类口服降血糖药的意义。

第三十七章　性激素类药及避孕药

第一节　雌激素类药及雌激素受体阻滞药

一、雌激素类药

1. 化学与药动学

天然雌激素有雌二醇、雌酮和雌三醇等，需注射给药；人工合成雌激素有炔雌醇、炔雌醚和乙烯雌酚等，口服吸收好、作用较持久。

2. 作用与机制

(1) 促进女性性征和性器官发育：对未成年女性，促进子宫、乳腺发育，保持女性性征；对成年女性，除保持女性性征外，促进子宫形成月经周期。

(2) 对乳腺的作用：小剂量雌激素促进乳腺发育，大剂量抑制泌乳。

(3) 影响代谢：水钠潴留、骨钙沉积。

3. 应用与疾病

(1) 绝经期综合征：应用雌激素替代治疗绝经期内分泌失衡，可缓解各种症状及病理学改变。

(2) 卵巢功能不全与闭经：对卵巢功能不全者，雌激素可维持女性性征、促进性器官发育。与孕激素合用，可形成人工月经。

(3) 功能性子宫出血：提高或平稳雌激素水平，促进子宫内膜增生，修复创面。

(4) 乳房胀痛与退乳：大剂量雌激素可抑制垂体催乳素的分泌，退乳消痛。

(5) 晚期乳腺癌：绝经五年以上的乳腺癌，雌激素可缓解症状。

(6) 前列腺癌：大剂量雌激素可抑制垂体促性腺激素分泌，使睾丸萎缩而雄激素分泌减少，同时可拮抗雄激素。

(7) 痤疮：青春期痤疮是雄激素分泌过多引起，可用雌激素抑制雄激素分泌，同时拮抗雄激素而痤疮得到缓解。

(8) 避孕：雌激素与孕激素合用来避孕。

(9) 骨质疏松：绝经期和老年性骨质疏松可用雌激素与雄激素合用治疗。

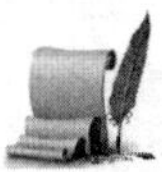

4. 不良反应与禁忌证

雌激素常见的不良反应有类早孕反应、子宫不规则出血、水肿等。

二、雌激素受体阻滞药

雌激素受体阻滞药有氯米芬、他莫昔芬、雷洛昔芬等。本类药物对生殖系统表现为阻滞雌激素受体、抑制雌激素的作用，临床用于月经紊乱、避孕药引发的闭经；对骨骼、心血管系统则有雌激素样作用，故又称为选择性雌激素调节剂。

第二节　孕激素类药及孕激素受体阻滞药

一、孕激素类药

1. 化学与药动学

孕激素主要由卵巢黄体分泌，妊娠3~4个月后至分娩由胎盘分泌。临床使用的系人工合成，常用的有黄体酮、甲地孕酮、氯地孕酮、炔诺酮、炔诺孕酮等。一般注射给药，但甲地孕酮、炔诺酮可以口服。

2. 作用与机制

（1）对女性生殖系统的作用：孕激素在月经、妊娠过程中发挥重要作用：① 月经后期，黄体酮在雌激素的基础上，促进子宫内膜进入分泌期；② 在妊娠早、中期，降低子宫对缩宫素的敏感性而保胎；③ 促进乳腺发育，为哺乳做准备；④ 可抑制垂体分泌黄体生成素而抑制排卵。

（2）利尿作用：拮抗醛固酮，促进水钠排出。

（3）轻度升高体温。

3. 应用与疾病

（1）功能性子宫出血：促进子宫内膜协调一致转为分泌期，有助于内膜全部脱落，从而治疗部分脱落引起的子宫出血。

（2）流产：治疗黄体功能不足引起的先兆流产与习惯性流产。

（3）痛经与子宫内膜异位症：抑制排卵与子宫解痉，使异位的子宫内膜退化。

（4）子宫内膜腺癌：大剂量孕激素使腺癌细胞分泌耗竭而萎缩、退化。

（5）前列腺肥大或癌症：可反馈性抑制垂体分泌间质细胞刺激激素，睾酮分泌减少而促进前列腺细胞萎缩、退化。

二、孕激素受体阻滞药

【米非司酮】

米非司酮阻滞孕激素受体，产生终止早孕、抗着床、诱导月经及促进宫颈成熟等作用。临床上与前列腺素药物序贯合用，用于终止停经后49天内的妊娠。

第三节　雄激素类药与同化激素类药

一、雄激素类药

1. 化学与药动学

天然雄激素主要是睾丸间质细胞分泌的睾酮，人工合成的有甲睾酮、甲基睾丸素、丙酸睾酮、丙酸睾丸素、苯乙酸睾酮等。一般注射油剂，吸收慢、作用时间长；甲睾酮口服、舌下给药易吸收，效果较好。

2. 作用与机制

(1) 对生殖系统的作用：促进男性性征和性器官发育。抑制女性雌激素的分泌。

(2) 同化作用：促进蛋白质合成，增加体重，增强免疫力。

(3) 兴奋骨髓造血功能：促进肾脏分泌促红细胞生成素，直接促进骨髓造血功能，使红细胞生成增加。

(4) 其他：抗炎、保水、钠、钙、磷。

3. 应用与疾病

(1) 睾丸功能不全：睾酮用于睾丸功能不全的替代治疗。

(2) 功能性子宫出血：睾酮抗雌激素，使子宫内膜萎缩而止血，适用于更年期患者。

(3) 晚期乳腺癌：利用其抗雌激素作用，采用雄激素治疗晚期乳腺癌或乳腺癌转移，可使部分患者的病情得到缓解。

(4) 贫血：慢性再生障碍性贫血等。

4. 不良反应与禁忌证

常见的不良反应有女性患者男性化、肝损伤、水钠潴留等。

二、同化激素类药

同化激素类药有苯丙酸诺龙、司坦唑醇等。男性化作用较弱，主要是促进蛋白质合成，增加体重。临床上用于蛋白质合成不足、分解过多的疾病。

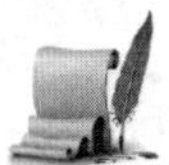

第四节 避孕药

生殖主要包括精子与卵子形成与成熟、排卵、受精、着床及胚胎发育等环节。理论上来说，只要阻断其中某一个环节，就能达到避孕和终止妊娠的目的。与其他药相比，避孕药应用广、服药时间长、安全范围大、疗效高。

一、主要抑制排卵的女性口服避孕药

1. 作用与机制

外源性雌激素负反馈抑制下丘脑促性腺激素释放激素的释放，减少卵泡刺激素（FSH）的分泌，使卵泡的发育、成熟受阻；孕激素抑制黄体生成素的释放，两者合用抑制排卵。由雌激素与孕激素组成的甾体避孕药主要通过抑制排卵而发挥避孕作用，此外还具有：增加宫颈黏液的黏稠度而抑制精子进入宫腔，影响受精卵的运行速度而阻碍其适时到达子宫，抑制子宫内膜的正常增殖而影响受精卵的着床。

2. 分类与用途

（1）短效口服避孕药：从月经周期第5天晚开始服用，1日1片，连服22天。

（2）长效口服避孕药：经期第5天服1片，隔20天再服1片，之后1月1片。

（3）长效注射避孕药：经期第5天肌注2支，以后每隔28天或经期第11~12天注射1次。

3. 不良反应与禁忌证

常见的不良反应有类早孕反应、子宫不规则出血、闭经、乳汁减少、凝血功能亢进、肝损伤等。

禁用于血栓性疾病患者、严重肝功能不良者、诊断不明的生殖器官出血患者。

二、抗着床女性口服避孕药

大剂量炔诺酮或甲地孕酮可使子宫内膜发生功能与形态变化，阻止孕卵着床，亦称探亲避孕药。用法为事后服用，14天以内必须连服14片，如超过14天，则应接服复方炔诺酮片或复方甲地孕酮片。

三、男性避孕药

棉酚可破坏睾丸曲细精管的生精上皮，使精子减少直到无精子生成而避孕，但不良反应明显而少用。庚酸睾丸酮可反馈性抑制促性腺激素释放，作为男性避孕药使用4月即可进入无精症。

练习题

一、单选题

1. 雌激素的药理作用不包括（　　）。

A. 促进女性性征和性器官发育　B. 小剂量雌激素促进乳腺发育

C. 水钠潴留　D. 促进骨钙溶出

2. 雌二醇的适应证是（　　）。

A. 前列腺癌　B. 子宫颈癌　C. 乳腺癌　D. 子宫内膜癌

3. 关于孕激素，下列叙述错误的是（　　）。

A. 月经后期促进子宫内膜进入分泌期　B. 在妊娠过程中具有保胎作用

C. 抑制排卵　D. 抗利尿

4. 米非司酮的药理作用机制是（　　）。

A. 激动雌激素受体　B. 阻断孕激素受体

C. 促进卵泡刺激素释放　D. 抑制黄体生成素释放

5. 抑制排卵避孕药的较常见不良反应是（　　）。

A. 肾功能损害　B. 乳房肿块　C. 多毛、痤疮　D. 子宫不规则出血

6. 不属于口服避孕药所致不良反应的是（　　）。

A. 体重增加　B. 月经失调　C. 低钙血症　D. 突破性出血

二、问答题

1. 简述雌激素的临床应用。

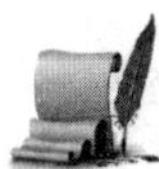

第九篇　化学治疗药

第三十八章　抗病原微生物药物概论

抑制或杀灭病原微生物、寄生虫、恶性肿瘤的治疗方法称为化学治疗，简称化疗，所用的药物叫**化疗药**。化疗药可分为抗病原微生物药、抗寄生虫药及抗恶性肿瘤药。抗病原微生物药又有抗菌药、抗真菌药、抗病毒药等之分。

在化学治疗过程中，应注意病原微生物、寄生虫、恶性肿瘤与药物及正常人体之间的相互关系，如细菌、人体与抗菌药之间有如下关系：

1. 抗菌药抑制或杀灭细菌而产生治疗作用，要求所选抗菌药能够到达感染部位并对引起感染的细菌有效；细菌在长期接触抗菌药过程中可产生抗药性，应尽量避免之。

2. 人体对抗菌药的作用即是药动学，而抗菌药对人体的作用多属于不良反应，少数抗菌药（包括部分中药）可提高机体的免疫力而发挥防治作用。

3. 在人体表、消化道、上呼吸道及阴道存在正常菌群，当外伤、局部免疫力降低或外来致病菌侵入时即可引起感染，故细菌有致病性，应尽可能避免感染，即“避其邪气”；另一方面，人体有抵抗细菌感染的能力，平时应加强锻炼，即“正气内存、邪不可干”。

第一节　抗菌药物的常用术语

抗菌药是指能抑制或杀灭细菌的药物。即抗菌药分为抑菌药与杀菌药。

抗生素是指由某些微生物产生的具有抗其他微生物、寄生虫或肿瘤的药物。抗菌药按来源可分为抗生素与人工合成抗菌药

抗菌谱是指抗菌药抑制或杀灭细菌的范围。

抗菌活性是指抗菌药抑制或杀灭细菌的能力。

最低抑菌浓度（MIC）是指能抑制培养基内细菌的最低浓度。

最低杀菌浓度（MBC）是指能杀灭培养基内细菌的最低浓度。

抗菌后效应（PAE）是指抗菌药的血药浓度低于最小有效浓度时仍具有抗菌作用的现象。

化疗指数是指化疗药的治疗指数，即LD_{50}/ED_{50}，化疗指数越大越安全。

第二节 抗菌药物的作用机制

细菌体基本结构从外向内大致有细胞壁、细胞膜、细胞质（其中合成蛋白质、伴有叶酸代谢）、细胞核（核酸代谢），按上述顺序阐述抗菌药的主要作用机制。

1. 干扰细胞壁合成：细菌细胞壁对维持细菌的形态与结构具有十分重要的意义，β-内酰胺类抗生素可与青霉素结合蛋白（PBPs）结合，抑制转肽酶而阻碍黏肽合成，导致细胞壁缺损，菌体膨胀、变形，同时激活细菌自溶酶，菌体破裂、溶解而死亡。由上述抗菌机制可知：（1）本类抗菌药为繁殖期杀菌药，因为细菌在繁殖期才伴有细胞壁的合成；（2）抗菌谱主要为革兰氏阳性菌（G^+菌），因为G^+菌（特别是球菌）细胞壁黏肽含量高；（3）对人体细胞毒性小，因为人体细胞没有细胞壁。

2. 影响细胞膜通透性：多粘菌素可与细菌细胞膜磷酯结合，制霉素、二性霉素B能与真菌细胞膜麦角固醇类成分结合，使细胞膜通透性增加，胞内物质外漏而导致菌体死亡。由上述抗菌机制可知：（1）本类抗菌药为静止期杀菌药，因为正常状态下绝大多数菌体处于静止期，本类药物主要作用于静止期菌体（其实对繁殖期细菌亦有效）；（2）毒性较大，因为哺乳动物细胞膜上亦有磷酯、固醇类成分。

3. 抑制蛋白质合成：蛋白质合成由肽链的启动、延伸与终止三步组成，但真核细胞的80S核糖体（由40S与60S亚基）与原核细胞的70S核糖体（由30S与50S亚基）不同，有些抗菌药可与细菌30S（氨基糖苷、四环素类）或50S亚基（大环内酯类抑制移位酶，氯霉素类抑制肽酰基转移酶）结合，抑制细菌蛋白质合成。由上述抗菌机制可知：（1）本类抗菌药一般为速效抑菌药，因为菌体内已有合成的蛋白质，但氨基糖苷类能抑制肽链的启动、延伸、终止三步，全面阻断蛋白质合成而为静止期杀菌药。（2）骨髓造血细胞线粒体中的核糖体是70S，但只有氯霉素因分子量小、脂溶性高，有可能到达骨髓而抑制其造血功能。

4. 干扰叶酸代谢：哺乳动物细胞可利用外源性叶酸，但是多数细菌只能利用自身合成的叶酸，即对氨基苯甲酸（PABA）等在二氢叶酸合成酶催化下合成二氢叶酸，在二氢叶酸还原酶作用下合成四氢叶酸，作为一碳基团传递的辅酶，参与核酸的合成。磺胺

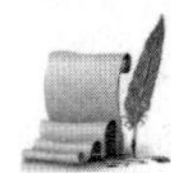

（对氨基苯磺酰胺）类抗菌药的结构与PABA相似，抑制二氢叶酸合成酶而干扰二氢叶酸的合成，甲氧苄啶抑制二氢叶酸还原酶而干扰四氢叶酸的合成，发挥抗菌作用。由上述抗菌机制可知：（1）本类抗菌药属于缓效抑菌药，因有已合成的四氢叶酸及核酸，故起效慢；（2）磺胺与甲氧苄啶合用，双重阻滞叶酸代谢，抗菌活性大大增强；（3）首剂量加倍，二氢叶酸合成酶与PABA的亲和力远高于磺胺，故磺胺需首剂量加倍，提高疗效；（4）清创排脓：脓液中含有大量的PABA，故局部感染需清创排脓；（5）普鲁卡因的水解产物是PABA，故局麻时避免使用普鲁卡因。

5. 抑制核酸代谢：利福平能抑制细菌DNA依赖的RNA多聚酶，阻碍mRNA的转录；喹诺酮类抗菌药能抑制DNA回旋酶，干扰DNA的复制和mRNA的转录，从而杀灭细菌。

第三节　细菌耐药性及其产生机制

耐药性（又叫抗药性），是指微生物、寄生虫或肿瘤在长期接触药物过程中对药物的敏感性降低的现象。细菌产生耐药性的机制比较复杂，主要如下。

1. 产生灭活酶：细菌产生水解酶、钝化酶，破坏抗菌必需结构，产生抗药性。

2. 改变靶位：增加靶蛋白数量或改变靶位结构而降低亲和力，产生抗药性。

3. 降低菌体内药物的浓度：降低外膜的通透性而抑制抗菌药进入细菌体或将菌体内的药物主动泵出，抗菌活性降低而产生耐药性。

4. 增加代谢拮抗物：如金黄色葡萄球菌增加对氨基苯甲酸的产量而对磺胺类抗菌药产生抗药性。

耐药性产生的主要原因是临床滥用、使用不当（如剂量不足、疗程不够、单独长期使用及局部外用）。

第四节　抗菌药的合理使用

合理用药是个大话题，大致从如下几个方面考虑合理使用抗菌药：

1. 明确诊断以合理选药：按药敏试验结果选药，急性病可按临床诊断选药。

2. 根据药物的特点选药：根据药效学、药动学、不良反应等特点选药。

3. 根据患者选药个体化：根据患者的机体状况，灵活选药。

4. 具体用药参数应合理：包括用法、剂量、疗程等。

5. 联合用药有明确指征：联合用药的目的是减毒增效、延缓抗药性。常见的联合用药指征有严重感染、混合感染、慢性感染以及特殊部位的感染。

练习题

一、单选题

1. 化疗指数相对较大的抗菌药是（　　）。

A. 青霉素 B. 庆大霉素 C. 氯霉素 D. 四环素

2. 不宜配伍使用的是（　　）。

A. 羧苄青霉素与庆大霉素　　B. SD与TMP

C. 青霉素与链霉素　　D. 呋塞米与阿米卡星

3. 选择性抑制肽酰基转移酶而干扰细菌蛋白质合成的抗菌药是（　　）。

A. 庆大霉素　　B. 红霉素　　C. 四环素　　D. 氯霉素

二、多选题

1. 在药剂学上存在相互干扰作用的有（　　）。

A. 羧苄青霉素与庆大霉素混合滴注　　B. 四环素与铁剂同服

C. 利福平与对氨基水杨酸同服　　D. 磺胺甲噁唑与甲氧苄啶混合制片

2. 对细菌蛋白质生物合成有影响的药物有（　　）。

A. 阿米卡星　　B. 多西环素　　C. 红霉素　　D. 氯霉素

3. 属于杀菌药的有（　　）。

A. β内酰胺类　　B. 氨基甙类　　C. 多粘菌素类　　D. 异烟肼

4. 化疗药包括（　　）。

A. 抗菌、抗病毒药　　B. 抗真菌、抗寄生虫药

C. 抗恶性肿瘤药　　D. 调节免疫功能药

5. 肝功能不良的病人应尽量避免使用的药物有（　　）。

A. 氯霉素　　B. 利福平　　C. 青霉素　　D. 异烟肼

6. 肾功能不全的病人应尽量避免使用的药物有（　　）。

A. 磺胺类　　B. 第一代头孢类　　C. 氨基甙类　　D. 第三代头孢类

7. 联合用药的指征有（　　）。

A. 严重的感染　　B. 混合感染　　C. 特殊部位的感染　　D. 长期用药

三、名词解释

抗菌药　　抗生素　　抗菌谱　　抗菌活性　　最低杀菌浓度

最低抑菌浓度　　抗菌后效应　　化疗指数　　耐药性

四、问答题

1. 简述抗菌药的抗菌机制。

2. 简述细菌产生耐药性的机制。

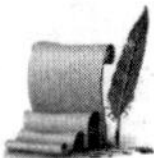

第三十九章　人工合成抗菌药

第一节　喹诺酮类抗菌药

一、概述

1. 化学与药动学

喹诺酮类抗菌药均有4-喹诺酮的基本结构，到目前已有四代：以萘啶酸为代表的第一代，现已少用；第二代的吡哌酸尚用于肠道感染；将氟原子引入6位而得到第三代氟喹诺酮类，其抗菌活性显著提高、药动学得到显著改善，如诺氟沙星、环丙沙星、氧氟沙星；之后又有第四代出现，如莫西沙星、加替沙星等。氟喹诺酮类口服易吸收，体内分布广，主要以原形从肾脏排出。

2. 作用与机制

一般认为，喹诺酮类抗菌药对革兰氏阴性菌（G^-菌）的抗菌机制是抑制DNA回旋酶，对G^+菌的抗菌机制是抑制细菌的拓扑异构酶Ⅳ。

3. 应用与疾病

氟喹诺酮类目前应用较广，适用于呼吸系统、消化系统、泌尿生殖系统、皮肤软组织以及骨关节等部位的感染。

4. 不良反应与禁忌证

氟喹诺酮类不良反应较轻，常见的有胃肠道反应、神经系统反应、过敏反应、软骨损害、心脏毒性等。

二、常用氟喹诺酮类药物

【诺氟沙星】

诺氟沙星口服吸收较差（35%~45%），但在原尿中浓度升高，可用于消化道感染与泌尿道感染。

【环丙沙星】

环丙沙星口服易吸收，生物利用度49%~70%，分布广泛。临床用于泌尿生殖系统、胃肠道、呼吸道、骨关节及软组织感染。

【氧氟沙星】

氧氟沙星口服吸收迅速而完全，抗菌谱广，主要用于敏感菌引起的多种严重感染，包括结核病、布鲁菌病、立克次体病、军团菌病、厌氧菌及多重耐药菌的感染。

第二节　磺胺类抗菌药与甲氧苄啶

一、磺胺类抗菌药

1. 化学与药动学

磺胺类抗菌药是最早用于治疗全身细菌性感染的合成抗菌药，其基本结构是对氨基苯磺酰胺，简称磺胺。按用途分为三类：（1）口服易吸收治疗全身感染的磺胺类，依半衰期又有短效、中效、长效之分，目前常用的中效磺胺有磺胺嘧啶（SD）、磺胺甲噁唑(SMZ、新诺明)；（2）口服不易吸收治疗肠道感染的磺胺类：柳氮磺吡啶等；（3）外用药：磺胺嘧啶银等。

2. 作用与机制

磺胺类抗菌药抑制二氢叶酸合成酶，干扰细菌叶酸代谢而发挥抗菌作用，其作用特点是：(1) 本类抗菌药属于缓效抑菌药；(2) 与甲氧苄啶合用，双重阻滞叶酸代谢而增强抗菌活性；(3) 首剂量加倍，提高疗效；(4) 脓液中含有大量的PABA，故局部感染应用前需清创排脓；(5) 普鲁卡因的水解产物是PABA，故局麻时避免使用普鲁卡因。

3. 应用与疾病

磺胺类属于缓效抑菌药，兼之不良反应较明显，临床应用受限。但是，由于SD与血浆蛋白结合率低，易透过血脑屏障，常用于防治流行性脑脊髓膜炎；SMZ与甲氧苄啶合用于呼吸道、消化道、泌尿道等部位的感染。

4. 不良反应与禁忌证

（1）泌尿系统损害：磺胺类乙酰化物水溶性低，在尿中易析出针状晶体，引起肾脏损害。可同服等量碳酸氢钠，多饮水以加速排泄，有少尿倾向的患者禁用。

（2）过敏反应：可出现皮疹、药热等。

（3）血液系统反应：长期用药可抑制骨髓造血功能；先天性葡萄糖-6-磷酸脱氢酶缺乏者可致溶血性贫血。

（4）其他：胃肠道反应等。

新生儿和哺乳期妇女不宜使用，因可使新生儿血中游离胆红素升高，诱发胆红素脑病。

二、甲氧苄啶

甲氧苄啶（TMP）口服吸收快而完全，抑制二氢叶酸还原酶而干扰细菌叶酸代谢，抗菌谱与磺胺类相似，单用易产生耐药性，常与磺胺类等抗菌药合用。

三、磺胺类与甲氧苄啶配伍用药

复方磺胺甲噁唑（复方新诺明，Co.SMZ）是西药的经典配伍，其**配伍原理**是：

1. 抗菌作用增强：磺胺甲噁唑（新诺明，SMZ）抑制二氢叶酸合成酶，甲氧苄啶（TMP）抑制二氢叶酸还原酶，两药合用双重阻断细菌叶酸代谢，抗菌作用大大增强，甚至出现杀菌作用；

2. 抗菌谱相似：凡是不能利用外源性叶酸的细菌均有效，合用后抗菌谱扩大；

3. 延缓抗药性：两药合用，减少细菌耐药性的出现；

4. 药动学参数相近：SMZ与TMP口服易吸收，$t_{1/2}$=10~12小时；

5. 不良反应减轻：两药合用，每一味药物的剂量减少，不良反应减轻。因此，SMZ与TMP以5∶1的比例制成多种剂型（颗粒剂、片剂、胶囊、口服混悬液等）用于临床。

第三节　硝基咪唑类

硝基咪唑类药物有甲硝唑、替硝唑、奥硝唑等，其硝基在细胞内无氧环境中被还原成氨基阴离子，抑制病原体DNA与RNA合成而发挥作用。目前甲硝唑临床主要用于：

1. 厌氧菌引起的口鼻腔、胸腹腔、生殖系统、骨关节等部位的感染；

2. 幽门螺旋杆菌所致消化性溃疡；

3. 阿米巴原虫引起的痢疾、阿米巴肝脓肿；

4. 滴虫引起的泌尿生殖道感染；

5. 贾地鞭毛虫引起的感染。不良反应较少，可见胃肠道反应、神经系统反应等。

第四节　硝基呋喃类

硝基呋喃类药物有呋喃妥因、呋喃唑酮等。呋喃妥因口服吸收迅速、排泄快，给药量的40%~50%以原形从肾脏排出，可用于泌尿系统感染。呋喃唑酮（痢特灵）口服不易吸收，可用于治疗肠炎、痢疾、霍乱、胃肠溃疡等疾病。硝基呋喃类不良反应较少，可见胃肠道反应、多发性神经炎，偶见急性肺炎及肺纤维化。

练习题

一、单选题

1. 喹诺酮类人工合成抗菌药的抗菌机理是（　　）。

A. 影响细菌细胞壁的合成　　B. 提高细菌细胞膜的通透性

C. 干扰细菌蛋白质的合成　　D. 抑制DNA螺旋酶

2. 可竞争性对抗磺胺类抗菌药抗菌作用的是（　　）。

A. PABA　B. GABA　C. SMZ　D. TMP

3. 普鲁卡因可竞争性抑制（　　）的抗菌作用。

A. 克拉维酸　B. 四环素　C. 磺胺甲噁唑　D. 环丙沙星

4. 可引起软骨关节病损、跟腱炎症，儿童、老人及运动员慎用的是（　　）。

A. 克林霉素　B. 环丙沙星　C. 阿米卡星　D. 头孢哌酮

5. 可替代氯霉素用于治疗伤寒的药物是（　　）。

A. 青霉素类　B. 氨基糖苷类　C. 氟喹诺酮类　D. 四环素类

6. 属于非氟喹诺酮类抗菌药的是（　　）。

A. 吡哌酸　B. 诺氟沙星　C. 环丙沙星　D. 氧氟沙星

7. 甲硝唑的药理作用不包括（　　）。

A. 抗阿米巴滋养体作用　　B. 抗疟原虫作用

C. 抗厌氧菌作用　　D. 抗滴虫作用

8. 磺胺类抗菌药与甲氧苄啶的抗菌作用机制分别是（　　）。

A. 抑制RNA聚合酶与DNA螺旋酶　　B. 抑制DNA螺旋酶与RNA聚合酶

C. 抑制二氢叶酸合成酶与其还原酶　　D. 抑制二氢叶酸还原酶与其合成酶

二、多选题

1. SD的特点是（　　）。

A. 脂溶性较高　　B. 与血浆蛋白结合率较低

C. 脑膜炎双球菌对其敏感　　D. 乙酰化产物水溶性较低

2. 为避免磺胺类抗菌药的肾脏损害，可采取的措施有（　　）。

A. 多饮水　　B. 同服等量的碳酸氢钠

C. 适当的剂量与疗程　　D. 有少尿倾向的病人不用或慎用

3. 不宜使用喹诺酮类抗菌药的是（　　）。

A. 肾功能不全者　　B. 有癫痫病史者

C. 肝功能不全者　　D. 孕妇、婴幼儿

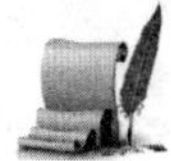

4. 关于喹诺酮类抗菌药，正确的是（　　）。

A. 口服吸收好，组织浓度高　　B. 抗菌谱广，抗菌力强

C. 不良反应少　　D. 有较长抗菌药物后效应

5. 具有抗厌氧菌作用的药物有（　　）。

A. 氨曲南　　B. 亚胺培南　　C. 头孢拉定　　D. 甲硝唑

6. 临床上治疗脑膜炎可供选用的药物有（　　）。

A. 青霉素　　B. 庆大霉素　　C. 氯霉素　　D. 磺胺嘧啶

7. 磺胺甲噁唑与甲氧苄啶联合应用的目的有（　　）。

A. 抑制代谢　　B. 减少排泄　　C. 协同抗菌　　D. 防止产生耐药菌株

三、问答题

1. 简述磺胺类抗菌药的抗菌机制，并解释其临床应用注意事项：首剂量加倍，局部用药需清创排脓，避免与普鲁卡因合用。

2. 简述复方新诺明中磺胺甲噁唑与甲氧苄啶配伍用药的药理学依据。

第四十章　β内酰胺类抗生素

β内酰胺类抗生素即结构中有β内酰胺环，除青霉素类与头孢类外，还有非典型β内酰胺类及β内酰胺酶抑制剂。本类抗生素低毒高效、临床疗效好。

第一节　抗菌机制、耐药性

一、抗菌机制

β内酰胺类抗生素作用于青霉素结合蛋白（PBPs），抑制转肽酶而阻碍黏肽合成，导致细菌细胞壁缺损，菌体膨胀、变形，同时激活细菌自溶酶，菌体破裂溶解而死亡。由上述抗菌机制可知：

1. 本类抗菌药为繁殖期杀菌药，因为细菌在繁殖期才伴有细胞壁的合成；

2. 抗菌谱主要为G^+菌，因为G^+菌（特别是球菌）细胞壁黏肽含量高；

3. 对人体细胞毒性小，因为人体细胞没有细胞壁。

二、耐药性

细菌对β内酰胺类抗生素产生抗药性的机制主要是产生β内酰胺酶，水解β内酰胺环。此外，改变菌膜通透性而抑制药物进入菌体、增强外排功能将药物主动排出菌体，降低菌体内药物浓度，改变PBPs的结构，产生抗药性；而细菌缺乏自溶酶也是产生抗药性的原因之一。

第二节　青霉素类

青霉素类由抗菌必需基团6-氨基青霉氨酸（6-APA）和侧链组成，按来源分为天然青霉素与半合成青霉素。

一、天然青霉素

【青霉素G】

1. 化学与药动学

天然青霉素是从青霉菌培养液中提取出来，其中青霉素G产量高、作用强而用于临床。干燥的青霉素G钠盐或钾盐（简称青霉素）极性大、性质稳定，但在水溶液中极易破坏而失效。口服胃酸破坏，必须注射用药，主要分布在细胞外液，以原形从肾小管主动分泌排出。

2. 抗菌谱与应用

青霉素属于窄谱抗菌药，抗菌作用大致是G^+球菌＞G^+杆菌＞G^-球菌＞G^-杆菌，对大多数G^-杆菌作用弱；部分螺旋体、放线菌对青霉素高度敏感，但对支原体、衣原体、立克次体、真菌、病毒无效。临床主要用于敏感菌引起的感染：呼吸道感染、外伤等局部感染、特殊部位感染（如心内膜炎、脑膜炎）以及特殊微生物引起的感染（如梅毒、钩体病、放线菌病等）。

3. 不良反应与禁忌证

青霉素毒性很低，但可引起变态反应。

（1）变态反应：为青霉素最常见的不良反应，一般较轻，如药疹、药热、接触性皮炎等，严重者可引起速发型过敏反应，特别是过敏性休克。过敏性休克发生的原因是青霉素的降解产物青霉噻唑蛋白、青霉烯酸等作为半抗原而引起，**主要防治措施**有：①询问过敏史；②皮试（初次与间隔48小时、中途更换批号需皮试：取含青霉素50U的皮试液0.1毫升于前臂内侧皮内注射，20分钟后如局部红斑直径小于1厘米、边沿整齐且无水泡，无自觉症状者为阴性）；③溶液现配现用；④避免局部使用；⑤避免饥饿使用；⑥

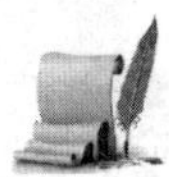

备好抢救药物（如果出现过敏性休克，首选肾上腺素注射抢救）。

(2) 赫氏反应：青霉素在治疗螺旋体等引起的感染时可出现症状加剧现象，可能是病原体杀灭后释放毒素所致。

(3) 青霉素脑病：当血药浓度过高或鞘内注射时，青霉素对中枢神经系统可产生兴奋作用。

(4) 其他：局部刺激等。

二、半合成青霉素

天然青霉素窄谱、不耐酸、不耐酶而易产生抗药性，在临床应用中受到很大的限制，对其侧链进行改造而得到耐酸、耐酶、广谱的半合成青霉素。

1. 耐酸青霉素

青霉素V等耐酸，口服吸收好，临床用于敏感菌引起的轻度感染。

2. 耐酶青霉素

常见的耐酶青霉素其抗菌活性是：双氯西林＞氟氯西林＞氯唑西林＞苯唑西林，临床主要用于耐青霉素的金葡菌感染。

3. 广谱青霉素

氨苄西林、阿莫西林等属于广谱青霉素，其中氨苄西林口服吸收不完全，而阿莫西林吸收良好。临床可用于上呼吸道感染、尿路感染、皮肤及软组织感染等。

4. 抗铜绿假单胞菌广谱青霉素

羧苄西林、哌拉西林、替卡西林等对铜绿假单胞菌有效，临床用于敏感菌引起的呼吸道、泌尿道、胆道感染。

5. 主要作用于G^-菌青霉素

美西林、匹美西林（美西林的前药）、替莫西林对G^-菌有效，可用于敏感菌引起的尿路感染，治疗败血症、脑膜炎等，严重感染时需与其他β内酰胺类抗生素合用。

第3节　头孢菌素类

1. 化学与药动学

以头孢菌素C的水解产物7–氨基头孢烷酸为母核，接上不同侧链而得到一系列半合成抗生素，根据其抗菌活性等特点可分为四代，其主要特点见表9–1。大部分头孢菌素注射或口服，但头孢噻吩有刺激性而不能肌注；头孢哌酮、头孢曲松主要经胆汁排泄。

表9-1　头孢菌素类抗生素的分类及主要特点

药 物	抗菌谱			对β-内酰胺酶稳定性	肾毒性	临床用途
	G^+菌	G^-菌	铜绿假单胞菌			
第一代 ~氨苄、~唑啉	+++	+	−	部分稳定	较大	轻度感染
第二代 ~呋辛、~克洛	++		−	稳定	低	轻、中度感染
第三代 ~哌酮、~曲松、~他定	+	+++	++	稳定	无	重度感染
第四代 ~吡肟	++	++	++	稳定	无	耐药菌株引起的严重感染

2. 抗菌谱与应用

从第一代到第三代，对G^+菌的作用减弱，而对G^-菌的作用增强，第三代对铜绿假单胞菌有效，第四代对G^+菌、G^-菌及铜绿假单胞菌均有效。随着代数的递增，临床适宜治疗感染的程度加重。

3. 不良反应与禁忌证

头孢菌素类抗生素毒性较低，不良反应较少，常见的有（1）过敏反应；（2）肾毒性(第一、二代头孢)；（3）凝血功能障碍（头孢孟多、头孢哌酮可干扰维生素K的合成)；（4）**"双硫仑样"反应**（头孢孟多、头孢哌酮、头孢曲松等可抑制肝脏乙醛脱氢酶，干扰乙醇代谢，乙醛蓄积而出现与戒酒药双硫仑类似的现象）；（5）二重感染；（6）胃肠道反应等。

第四节　其他β内酰胺类抗生素

一、头霉素类

头霉素类是在7-氨基头孢烷酸的7位进入甲氧基，其特点与第二代头孢相似，有头孢西丁、头孢美唑、头孢替坦等药物。

二、碳青霉烯类

在青霉素的噻唑环C_2和C_3引入不饱和链，用C代替1位的S得到碳青霉烯类，药物有亚

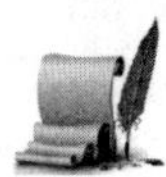

胺培南、美罗培安等。亚胺培南注射后分布广泛，可被肾小管内的脱氢肽酶Ⅰ水解灭活，与该酶的抑制剂西司他丁配伍（1∶1，泰能）后抗菌作用增强，抗菌谱广，临床用于多重耐药菌引起的严重感染，

三、氧头孢烯类

在7–氨基头孢烷酸的7位进入甲氧基，用O代替1位的S得到氧头孢烯类，其特点与第三代头孢相似，抗菌谱较广，有拉氧头孢、氟氧头孢等。

四、单环β内酰胺类

【氨曲南】

氨曲南肌注后吸收好、分布广，抗菌谱窄，对G^-菌（包括铜绿假单胞菌）有强大的抗菌活性，临床作为氨基苷类的替代品，用于G^-菌和铜绿假单胞菌引起的感染、特别是耐药菌株引起的感染。与青霉素、头孢菌素无交叉过敏反应，可用于对青霉素过敏的患者。

第五节　β内酰胺酶抑制剂

细菌产生β内酰胺酶而破坏β内酰胺环是细菌产生抗药性的主要原因，为此，克拉维酸、舒巴坦、他唑巴坦等β内酰胺酶抑制剂应运而生，其自身抗菌活性差，但与不耐药的β内酰胺类抗生素合用可增强后者的疗效。如克拉维酸能与β内酰胺酶不可逆结合，破坏酶的结构而使其持久失活，同时克拉维酸的结构也遭到破坏（故又称为“自杀性酶抑制剂”），常与阿莫西林、替卡西林等配伍用于临床；他唑巴坦能抑制铜绿假单胞菌产生的β内酰胺酶，常与哌拉西林、氨基糖苷类合用治疗铜绿假单胞菌感染。

练习题

一、单选题

1. 与青霉素抗菌作用有关的结构是（　　）。

A. β内酰胺环　B. 6–氨基青霉烷酸　C. 青霉烯酸　D. 青霉噻唑蛋白

2. 青霉素对下列那些微生物引起的感染疗效最差（　　）。

A. 溶血性链球菌　B. 大肠杆菌　C. 淋球菌　D. 梅毒螺旋体

3. 引起青霉素发生过敏反应的最重要的物质是（　　）。

A. 青霉噻唑蛋白　B. 青霉烯酸　C. 青霉素　D. 青霉素V

4. 主要从肾小管分泌排泄的是（　　）。

A. 红霉素　　B. 四环素　　C. 异烟肼　　D. 青霉素

5. 青霉素可杀灭（　　）。

A. 支原体　　B. 螺旋体　　C. 立克次体　　D. 大多数革兰阴性菌

6. 与丙磺舒合用，疗效增强的药物是（　　）。

A. 青霉素　　B. 四环素　　C. 红霉素　　D. 庆大霉素

7. 产青霉素酶的金黄色葡萄球菌敏感的抗菌药是（　　）。

A. 青霉素　　B. 阿莫西林　　C. 氨苄西林　　D. 双氯西林

8. 在下列病情中，宜选用抗菌药治疗的是（　　）。

A. 婴幼儿春季流行性腹泻　　B. 腹部受凉引起的腹胀、腹泻

C. 大肠埃希菌引起的肠炎腹泻　　D. 胰腺外分泌功能不足引起的腹泻

9. 对革兰阳性菌、革兰阴性菌、厌氧菌均有强大抗菌活性的药物是（　　）。

A. 克拉维酸　　B. 亚胺培南　　C. 氨曲南　　D. 阿莫西林

10. 长期大量应用头孢菌素类抗菌药物的患者，须注意适当补充（　　）。

A. 维生素A　　B. 维生素C　　C. 维生素E　　D. 维生素K

11. 头孢类抗生素抗菌机制是（　　）。

A. 抑制细菌细胞壁合成　　B. 干扰细菌细胞膜通透性

C. 抑制细菌蛋白质合成　　D. 干扰细菌核酸代谢

12. 可抑制亚胺培南在肾脏中灭活的药物是（　　）。

A. 舒巴坦　　B. 西司他丁　　C. 克拉维酸　　D. 他唑巴坦

13. 抗菌谱与抗菌特点均类似于第三代头孢菌素的药物是（　　）。

A. 拉氧头孢　　B. 氨曲南　　C. 亚胺培南　　D. 克拉维酸

二、多选题

1. 与青霉素抗菌作用有关的物质包括（　　）。

A. 转肽酶　　B. 粘肽　　C. 自溶酶　　D. 核糖体

2. 在下列哪些情况下注射青霉素需要皮试（　　）。

A. 首次使用　　B. 间隔48小时以上重新用药

C. 加大剂量　　D. 中途更换批号或生产厂家

3. 属广普青霉素的有（　　）。

A. 青霉素　　B. 氨苄西林　　C. 阿莫西林　　D. 青霉素V

4. 可用于治疗对青霉素耐药的金黄色葡萄球菌感染的有（　　）。

A. 氯唑西林　　B. 双氯西林　　C. 红霉素　　D. 庆大霉素

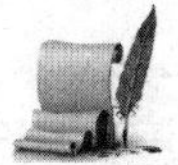

5. 第三代头孢菌素的特点是（　　　）。

A. 对铜绿假单胞菌有效　　　B. 对β内酰胺酶稳定

C. 无肾毒性　　　D. 抗菌力强

6. 与青霉素相比，半合成青霉素的特点有（　　　）。

A. 耐酸　　B. 抗菌谱广　　C. 对β内酰胺酶稳定　　D. 抗菌效力强

7. 用药前必须皮试的药物有（　　　）。

A. 青霉素　　B. 庆大霉素　　C. Co.SMZ　　D. 普鲁卡因

8. 防治青霉素过敏性休克的措施有（　　　）。

A. 询问用药史　　　B. 预先备有肾上腺素

C. 使用前皮试　　　D. 与糖皮质激素合用

9. 青霉素的抗菌谱包括（　　　）。

A. 革兰阳性杆菌　　　B. 革兰阴性杆菌

C. 敏感的革兰阳性和阴性球菌　　　D. 螺旋体

10. 治疗钩端螺旋体感染，可选用的药物有（　　　）。

A. 两性霉素B　　B. 青霉素　　C. 多西环素　　D. 庆大霉素

11. 第四代头孢菌素特点是（　　　）。

A. 对革兰阳性菌作用增强　　　B. 对β-内酰胺酶稳定

C. 对革兰阴性菌作用强　　　D. 可作为第三代头孢菌素替代药

12. 可引起“双硫仑样”反应，服药期间禁止饮酒的抗菌药有（　　　）。

A. 头孢哌酮　　B. 头孢曲松　　C. 呋喃妥因　　D. 头孢孟多

三、问答题

1. 简述青霉素的抗菌机制，并根据其抗菌机制解释：为什么对繁殖期细菌作用强，对静止期细菌作用弱；为什么对革兰阴性杆菌作用弱；为什么对正常人体细胞无影响？

2. 简述青霉素的不良反应及其防治措施。

3. 简述第三代头孢类抗生素的特点。

第四十一章 大环内酯类、林可霉素类及多肽类抗生素

第一节 大环内酯类抗生素

大环内酯类抗生素具有14~16元内酯环，常见的具有14元内酯环的药物有红霉素、罗红霉素、克拉霉素、泰利霉素等，15元内酯环的药物有阿奇霉素等，16元内酯环的药物有麦迪霉素、螺旋霉素等。大环内酯类抗生素已开发出三代，第一代（红霉素等）口服生物利用度低、抗菌谱窄而使其临床应用受到限制；随着第二代（阿奇霉素、罗红霉素、克拉霉素等）的应用，特别是对近年来流行的病原体（如军团菌、支原体、衣原体、弓形体、分枝杆菌等）疗效较好而受到重视，第二代与第一代相比耐酸、口服生物利用度高，组织、细胞内浓度高，半衰期长，抗菌谱广，抗菌活性强，有良好的抗菌后效应（PAE），同时又有免疫调节作用，不良反应更小。大环内酯类抗生素的大量使用，耐药性日益突出，不易耐药的第三代随之出现，如酮内酯类抗生素泰利霉素，主要用于对β内酰胺类、大多数大环内酯类抗生素耐药菌引起的呼吸道感染。

【红霉素】

1. 化学与药动学

红霉素来源于链霉菌培养液，味苦，酸性环境中不稳定（但其衍生物耐酸而口服吸收较好，琥乙红霉素无味、依托红霉素有明显的肝毒性）。分布广泛，本类药物多数经肝代谢从胆汁排出。

2. 机制与抗菌谱

大环内酯类、林可霉素类、氯霉素类不可逆的与核糖体50S亚基结合，大环内酯类抑制移位酶，氯霉素类、林可霉素类抑制肽酰基转移酶，干扰细菌蛋白质合成而发挥速效抑菌的作用。红霉素对G^+菌作用强，对部分G^-菌（如军团菌、百日咳杆菌等）有效，对支原体、衣原体、立克次体和螺旋体等亦有抑制作用。

3. 应用与不良反应

严重的不良反应罕见，常见的不良反应有胃肠道反应、血栓性静脉炎、肝毒性（常见于依托红霉素）、过敏反应等。

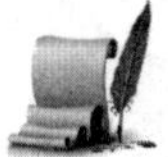

【阿奇霉素】

阿奇霉素口服吸收迅速，但生物利用度易受食物的影响（故需空腹取用），大部分经肝脏代谢从胆汁排出。抗菌谱较广，对多数G^+菌与G^-菌有效，对淋病奈瑟菌、流感嗜血杆菌、军团菌、肺炎支原体作用强，对衣原体、螺旋体有效。临床常用于呼吸道感染、皮肤软组织感染以及单纯性生殖系统感染等。

第二节　林可霉素类

林可霉素类主要包括林可胺类林可霉素及其衍生物克林霉素，其中克林霉素口服吸收更好、抗菌作用更强而临床常用。本类药物在骨组织中浓度更高，是治疗金黄色葡萄球菌所致骨髓炎的首选药，此外，可治疗厌氧菌或G^+敏感菌引起的呼吸系统、生殖系统、胆道感染。常见的不良反应有胃肠道反应、过敏反应等。

第三节　多肽类抗生素

一、多黏菌素类抗生素

多黏菌素B、多黏菌素E为多肽类抗生素，口服不吸收。多黏菌素类的化学结构类似于阳离子表面活性剂，可与细菌细胞膜磷酯结合，使细胞膜通透性增加，胞内物质外漏而导致菌体死亡。对G^-菌如铜绿假单胞菌、大肠杆菌、沙门菌等有效，肌注用于治疗耐药或难以控制的G^-菌引起的感染，口服用于肠炎或肠道术前准备，外用于皮肤、黏膜、五官感染及烧伤后铜绿假单胞菌感染。本类药物全身给药毒性较大，常见肾脏损害、神经毒性等。

二、糖肽类抗生素

万古霉素、去甲万古霉素与替考拉宁为糖肽类抗生素，三药的抗菌谱、临床应用及不良反应基本相同，口服不吸收。糖肽类抗生素干扰细菌细胞壁的合成，属于繁殖期杀菌药，抗菌谱窄，仅对部分G^+菌与螺旋体有效，包括耐甲氧西林金黄色葡萄球菌、耐青霉素肠球菌及难辨梭状芽孢杆菌有效，其中替考拉宁对金黄色葡萄球菌的作用比万古霉素更强。临床上静脉给药主要用于治疗耐药的G^+菌引起的严重感染，口服给药用于治疗伪膜性肠炎和严重肠道感染。万古霉素与去甲万古霉素全身给药毒性大，常见耳毒性、肾毒性、过敏反应（如红人综合征）、静脉炎等，口服时可出现胃肠道反应。替考拉宁不良反应较小。

三、杆菌肽类抗生素

杆菌肽是由杆菌产生的多肽类抗生素的混合物，可特异性的抑制细菌细胞壁的合成，同时损伤细胞膜而导致细菌内容物外漏，对G^+菌有强大的抗菌作用，但由于肾毒性大，临床仅供外用，治疗敏感菌引起的皮肤软组织及眼部感染。

练习题

一、单选题

1. 治疗金黄色葡萄球菌引起的骨髓炎常选（　　）。
   A. 庆大霉素　　B. 林可霉素　　C. 四环素　　D. 氯霉素
2. 慢性胆道感染可选用（　　）。
   A. 四环素　　B. 氯霉素　　C. 螺旋霉素　　D. 青霉素
3. 与敏感菌核糖体结合阻断转肽作用和mRNA位移的药物是（　　）。
   A. 红霉素　　B. 氧氟沙星　　C. 磺胺嘧啶　　D. 利福平
4. 大剂量可引起听力损害和肾功能损害的药物是（　　）。
   A. 阿奇霉素　　B. 克林霉素　　C. 万古霉素　　D. 红霉素
5. 静滴速度过快可能发生“红人综合征”的药物是（　　）。
   A. 四环素　　B. 林可霉素　　C. 氯霉素　　D. 万古霉素
6. 治疗军团菌病宜选用（　　）。
   A. 链霉素　　B. 红霉素　　C. 克林霉素　　D. 氯霉素
7. 大环内酯类抗生素不包括（　　）。
   A. 阿奇霉素　　B. 螺旋霉素　　C. 克林霉素　　D. 克拉霉素
8. 肝毒性较大的大环内酯类抗生素是（　　）。
   A. 红霉素　　B. 罗红霉素　　C. 克林霉素　　D. 依托红霉素

二、多选题

1. 红霉素的特点有（　　）。
   A. 其酯化物口服易吸收　　B. 在碱性环境中抗菌活性增强
   C. 主要经胆汁排出　　D. 严重不良反应少见
2. 红霉素的临床应用包括（　　）。
   A. 军团菌病　　B. 支原体肺炎　　C. 百日咳　　D. 衣原体引起的尿道炎
3. 红霉素的不良反应包括（　　）。
   A. 胃肠道反应　　B. 血栓性静脉炎　　C. 肝毒性　　D. 过敏反应

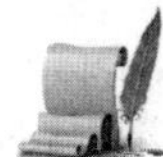

第四十二章　氨基糖苷类抗生素

第一节　氨基糖苷类抗生素的共同特点

氨基糖苷类抗生素主要有两类，即天然来源的链霉素、庆大霉素、妥布霉素等，半合成的阿米卡星等。本类药物为有机碱，化学性质较稳定，在碱性环境中抗菌作用增强，但与β内酰胺类抗生素不能混合于同一容器，否则易使氨基糖苷类抗生素失效。

1. 化学与药动学

氨基糖苷类抗生素是由苷元与氨基糖组成的苷，对细胞膜的穿透能力差，口服难吸收，肌肉注射后主要分布在细胞外液，但在肾皮质与内耳淋巴中浓度高，以原形从肾脏排出，尿液中药物浓度较高。

2. 作用与机制

氨基糖苷类与核糖体30S亚基结合，能抑制肽链的启动、延伸、终止三步而阻断蛋白质合成，此外还能使细菌细胞膜的通透性增加，菌体内物质外漏，属于静止期杀菌药。对各种需氧G^-杆菌有强大的抗菌活性，其中庆大霉素、妥布霉素、阿米卡星对铜绿假单胞菌有效，链霉素、卡那霉素、阿米卡星对结核分枝杆菌有效。

3. 不良反应

氨基糖苷类抗生素主要不良反应是耳毒性与肾毒性，尤其是儿童与老人更易出现，毒性与药物的种类、剂量、疗程等有关，其中新霉素的毒性最大。

(1) 耳毒性：主要是由于内耳外淋巴液中药物浓度高，对前庭神经与耳蜗听神经引起损害所致。用药过程中应密切观察耳鸣、眩晕等早期症状，及时调整剂量，避免与有耳毒性的药物（如高效利尿药、第一代头孢菌素等）合用，避免与能掩盖耳毒性的药物（如有镇静、催眠作用的药物）合用。

(2) 肾毒性：主要是由于肾皮质中药物浓度高，对肾脏引起损害所致。

(3) 过敏反应：常见的有皮疹、药热、血管神经性水肿，偶见过敏性休克（可用葡萄糖酸钙、肾上腺素抢救）。

(4) 神经肌肉麻痹：由于药物与突触前膜钙结合部位结合，抑制Ach释放，阻断神经肌肉部位神经信息的传递，使肌肉收缩力减弱，甚至呼吸抑制，可用钙剂、新斯的明来抢救。

第二节 氨基糖苷类抗生素各药特点及应用

【链霉素】

链霉素是用于临床的第一个氨基苷类抗生素，也是第一个用于治疗结核病的药物(目前仍为一线抗结核药)，为目前治疗鼠疫和兔热病的首选药，与四环素合用治疗布氏杆菌病。链霉素的耳毒性较大，偶致过敏性休克，但死亡率高于青霉素。

【庆大霉素】

庆大霉素对G⁻杆菌有强大的抗菌活性，同时对铜绿假单胞菌有效，是目前最常用的氨基苷类抗生素，临床用于：G⁻杆菌感染；铜绿假单胞菌感染，常与羧苄西林合用；细菌性心内膜炎，可与青霉素合用；原因未明的严重感染，常与头孢菌素合用；口服治疗肠道感染、消化性溃疡及胃肠道术前准备；局部使用治疗皮肤黏膜及五官感染。

【阿米卡星】

阿米卡星是卡那霉素的衍生物，是抗菌谱最广的氨基苷类抗生素，对一些氨基苷类耐药菌感染有效。目前主要用于耐药的G⁻杆菌引起的严重感染。

练习题

一、单选题

1. 对早期肺结核病具有较好疗效的药物是（　　）。

A. 庆大霉素　B. 链霉素　C. 妥布霉素　D. 阿米卡星

2. 耳毒性与肾毒性最强的是（　　）。

A. 庆大霉素　B. 链霉素　C. 新霉素　D. 妥布霉素

3. 链霉素静脉滴注时，病人突然出现呼吸困难，首选（　　）抢救。

A. 新斯的明　B. 糖皮质激素　C. 硫酸镁　D. 肾上腺素

4. 治疗鼠疫的首选药是（　　）。

A. 青霉素　　B. 链霉素　　C. 红霉素　　D. 氯霉素

5. 庆大霉素无效的是（　　）。

A. 铜绿假单胞菌感染　　B. G−杆菌感染的败血症

C. 结核性脑膜炎　　D. 大肠杆菌所致的尿路感染

6. 属于浓度依赖型抗菌药的是（　　）。

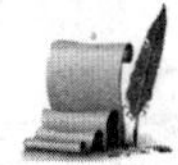

A. 青霉素类　　B. 头孢菌素类　　C. 氨基糖苷类　　D. 大环内酯类

7. 肝功能减退时，可选用的抗菌药物是（　　）。

A. 庆大霉素　　B. 四环素　　C. 氯霉素　　D. 利福平

8. 属于静止期杀菌药的是（　　）。

A. β 内酰胺类　　B. 氨基糖苷类　　C. 大环内酯类　　D. 磺胺类

9. 氨基苷类抗生素的主要作用部位是（　　）。

A. 核糖体30S亚基　　B. 核糖体40S亚基

C. 核糖体50S亚基　　D. 核糖体60S亚基

10. 对细菌性脑膜炎无治疗作用的药物是（　　）。

A. 青霉素　　B. 链霉素　　C. 氯霉素　　D. 磺胺嘧啶

二、多选题

1. 链霉素肌内注射24小时后，与血药浓度相比，药物浓度较高的部位有（　　）。

A. 细胞内液　　B. 脑脊液　　C. 肾脏皮质部　　D. 耳蜗淋巴液

2. 对铜绿假单胞菌有效的氨基甙类抗生素有（　　）。

A. 链霉素　　B. 庆大霉素　　C. 妥布霉素　　D. 阿米卡星

3. 可用于治疗铜绿假单胞菌感染的药物包括（　　）。

A. 羧苄西林　　B. 庆大霉素　　C. 多粘菌素E　　D. 头孢他啶

4. 氨基甙类抗菌药的不良反应有（　　）。

A. 耳、肾毒性　　B. 过敏反应　　C. 神经肌肉阻滞　　D. 肝脏毒性

5. 具有耳、肾毒性的药物有（　　）。

A. 呋塞米　　B. 链霉素　　C. 万古霉素　　D. 头孢氨苄

6. 肾功能减退的患者应尽量避免使用的药物有（　　）。

A. 多西环素　　B. 头孢唑林　　C. 氨基甙类　　D. 磺胺类

三、问答题

1. 简述氨基苷类抗生素的共同特点。

2. 简述氨基糖苷类抗生素的不良反应。

第四十三章　四环素与氯霉素类抗生素

四环素与氯霉素类抗生素均属于广谱抗生素，除对G^+与G^-菌有效外，对立克次体、支原体、衣原体、螺旋体以及肠道阿米巴原虫有效。广谱抗菌药（包括第三、四代头孢以及阿莫西林等）可引起**二重感染**，即长期使用广谱抗菌药，使机体正常菌群中敏感菌受到抑制，不敏感菌或外来菌乘机大量繁殖而引起的感染。

第一节　四环素类抗生素

四环素类抗生素具有氢化骈四苯的基本结构，偏酸性，在酸性环境中较稳定。主要包括天然来源的四环素、土霉素与半合成的多西环素、米诺环素等。

【四环素】

1. 化学与药动学

四环素口服易吸收，但受多种因素的影响：（1）剂量超过0.5克时生物利用度下降；（2）胃肠内容物中的高价金属离子（Ca^{2+}、Mg^{2+}、Al^{3+}、Fe^{2+}等）影响其吸收；（3）胃肠内容物偏酸性（维生素C等）时促进吸收、偏碱性（抗酸药、H_2受体拮抗药）时抑制吸收；（4）肝肠循环明显。

2. 机制与抗菌谱

四环素与核糖体30S亚基结合，抑制肽链的延伸而干扰细菌蛋白质的合成，同时提高细胞膜的通透性而发挥速效抑菌的作用。四环素属于广谱抗菌药，除对G^+与G^-菌有效外，对立克次体、支原体、衣原体、螺旋体有效，对肠道阿米巴原虫有间接抑制作用。

3. 临床应用

四环素虽属于广谱抗菌药，但由于耐药性与不良反应，兼之其他高效抗菌药的出现，临床上已不作为首选药，但可用于立克次体、支原体、衣原体以及某些螺旋体感染，还可用于治疗鼠疫、霍乱、布鲁菌病、幽门螺旋杆菌引起的消化性溃疡、肉芽肿鞘杆菌引起的腹股沟肉芽肿等。

4. 不良反应

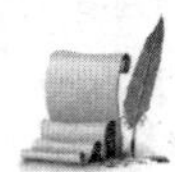

四环素的不良反应较多，常见的有：

(1) 局部刺激：口服可引起胃肠道反应，肌注刺激性大，静注易引起静脉炎。

(2) 二重感染：常见的有鹅口疮、伪膜性肠炎，免疫力偏低的患者更容易出现。

(3) 影响骨骼、牙齿的生长：四环素与骨骼成分结合生成四环素-磷酸钙复合物，影响牙釉质及骨骼的发育，故孕妇、哺乳期妇女及8岁以下的儿童禁用。

(4) 其他：长期大量使用可引起肝损害、加重肾功能不全。

【多西环素】

多西环素是土霉素脱氧而成，具有速效、强效、长效的特点而成为本类药物的首选药。本品脂溶性高，口服吸收快而完全，半衰期长，大部分随胆汁排入肠道。临床应用同四环素，此外特别适合肾外感染伴肾衰患者及胆道感染、前列腺炎等。

第二节　氯霉素类抗生素

氯霉素类抗生素主要有氯霉素与甲砜霉素，属于广谱抗菌药，但由于不良反应大而使临床应用受到限制。甲砜霉素临床可用于治疗伤寒、副伤寒及其他沙门菌感染。

【氯霉素】

氯霉素系左旋体，在酸性溶液中稳定，脂溶性高，口服吸收快而完全，分布范围广。氯霉素与核糖体50S亚基结合，抑制肽酰基转移酶，阻滞肽链的延伸而干扰细菌蛋白质合成，属于广谱抗菌药，但由于不良反应大，一般不作为首选药，可用于治疗伤寒与副伤寒、脑膜炎、立克次体感染，也可局部用于眼科。不良反应有：

1. 抑制骨髓造血功能：是氯霉素最严重的不良反应。大部分为可逆性的血细胞减少，停药可恢复；少数与剂量和疗程无关，可发展为再生障碍性贫血。

2. **灰婴综合征**：氯霉素脂溶性高，必须经肝脏代谢（葡萄糖醛酸转移酶）后才能从肾脏排出，婴幼儿肝肾功能发育尚未完善，对氯霉素的消除速度慢，氯霉素蓄积而出现中毒反应，因皮肤灰白、紫绀，故称灰婴综合征。

3. 二重感染：长期应用可引起二重感染。

4. 其他：胃肠道反应等。

练习题

一、单选题

1. 四环素抗肠道阿米巴原虫的机理是（　　）。

A. 直接抑制肠道阿米巴原虫　　　B. 改变肠道pH值

C. 直接抑制肠道细菌生长　　D. 以上都不对

2. 治疗支原体引起的非典型性肺炎宜选（　　）。

A. 青霉素　　B. 庆大霉素　　C. 四环素　　D. 复方新诺明

3. 氯霉素最严重的不良反应是（　　）。

A. 再生障碍性贫血　B. 二重感染　C. 灰婴综合征　D. 胃肠道反应

4. 新生儿肝脏缺乏葡萄糖醛酸转移酶，服用氯霉素可出现（　　）。

A. 二重感染　　B. 灰婴综合征　　C. 溶血性贫血　　D. 变态反应

5. 可用于治疗流感嗜血杆菌引起的脑膜炎的是（　　）。

A. 青霉素　　B. 利福平　　C. 四环素　　D. 氯霉素

6. 易引起牙齿黄染的药物是（　　）。

A. 头孢哌酮　　B. 庆大霉素　　C. 阿莫西林　　D. 多西环素

二、多选题

1. 主要抑制肽链延伸而干扰细菌蛋白质合成的抗菌药有（　　）。

A. 庆大霉素　B. 红霉素　C. 四环素　D. 氯霉素

2. 四环素对下列那些生物体具有直接抑制作用（　　）。

A. 大多数G^+菌　　B. 大多数G^-菌

C. 肠道阿米巴原虫　　D. 支原体、衣原体、螺旋体、立克次体

3. 可用四环素治疗的疾病包括（　　）。

A. 立克次体感染　B. 支原体感染　C. 霍乱　D. 铜绿假单胞菌引起的败血症

4. 影响四环素口服生物利用度的因素有（　　）。

A. 胃肠道内容物　B. 剂量　C. 肝肠循环　D. 同服含高价金属离子的药物

5. 肝功能减退的患者应尽量避免使用的药物有（　　）。

A. 氨基甙类　　B. 四环素　　C. 氯霉素　　D. 红霉素酯化物

6. 抑制核糖体50S亚基，干扰细菌蛋白质合成的抗菌药有（　　）。

A. 林可霉素类　　B. 大环内酯类　　C. 头孢菌素类　　D. 氯霉素类

三、名词解释

二重感染　　灰婴综合征

四、问答题

1. 简述四环素与氯霉素不良反应的异同。

第四十四章　抗真菌药与抗病毒药

第一节　抗真菌药

真菌感染分为浅部真菌感染（常由癣菌引起）和深部真菌感染（常由白色念珠菌、新型隐球菌引起），免疫力偏低的人群容易被真菌感染。抗真菌感染药按结构分为：抗生素类抗真菌药：两性霉素B、灰黄霉素、制霉素等；唑类抗真菌药：咪康唑、酮康唑等；丙烯胺类抗真菌药：特比萘芬；嘧啶类抗真菌药：氟胞嘧啶。灰黄霉素（头癣）、特比萘芬（口服吸收好）对皮肤癣菌有效，主要用于浅表真菌感染；氟康唑是治疗艾滋病患者隐球菌性脑膜炎的首选药。

【两性霉素B】

两性霉素B与真菌细胞膜麦角固醇结合，增加细胞膜通透性，细胞内容物外漏而杀灭真菌，属广谱抗真菌药，几乎对所有真菌都有抗菌活性，但由于毒性较大而仅限于治疗严重真菌感染。静脉滴注治疗深部真菌病，脑膜炎时可配合鞘内注射；口服仅用于肠道真菌感染；局部用药治疗浅部真菌感染。两性霉素B与氟胞嘧啶合用，可增强氟胞嘧啶的抗真菌活性。毒性较大，常可出现肾毒性（最常见、最严重）、肝毒性及血液系统毒性。

【咪康唑】

咪康唑选择性抑制真菌细胞色素P450依赖酶，干扰麦角固醇合成而导致细胞膜通透性增加，胞内容物外漏而杀灭真菌。静脉注射治疗深部真菌感染，但由于不良反应多而仅用于两性霉素B无效或不能耐受的患者；局部用药治疗浅部真菌感染。

第二节　抗病毒药

病毒结构简单，药物作用的靶点较少；在连续复制中易产生错误而形成变异，故病毒病是目前医学面临的难题之一。根据所含核酸将病毒分为DNA病毒、RNA病毒、DNA逆转录病毒、RNA逆转录病毒。抗病毒药作用于病毒生长繁殖的不同环节：

1. 阻止病毒吸附宿主细胞；2. 阻止病毒进入宿主细胞；3. 抑制病毒复制核酸；4. 提高宿主抗病力。根据用途将抗病毒药分为：（1）广谱抗病毒药；（2）抗艾滋病药；（3）抗疱疹病毒药；（4）抗流感病毒药。

一、广谱抗病毒药

广谱抗病毒药对多种病毒都有抑制作用，包括嘌呤或嘧啶核苷类似物与生物制剂。常见药物见表9-2。

表9-2　常见广谱抗病毒药的作用机制与应用

药 物	作用与机制	应 用
利巴韦林	改变核酸池，干扰病毒mRNA的转录	病毒引起的五官、肺及呼吸道感染
干扰素	广谱抗病毒，抗肿瘤，免疫调节	带状疱疹，病毒性脑病、肝炎，肿瘤
转移因子	使细胞获得免疫功能，佐剂作用	免疫缺陷病，病毒、霉菌感染，肿瘤
胸腺肽α1	诱导T细胞分化成熟，调节其功能	病毒引起的AIDS、慢性肝炎，肿瘤

二、抗艾滋病药

艾滋病（即获得性免疫缺陷综合征，AIDS）是人感染了HIV（艾滋病毒）引起的传染病。抗艾滋病药主要有：1. 核苷逆转录酶抑制药，包括齐多夫定、去羟肌苷、司他夫定、拉米夫定、扎西他滨等；2. 非核苷逆转录酶抑制药，包括奈韦拉平等；3. 蛋白酶抑制药，沙奎那韦等。不良反应主要有胃肠道反应、外周神经炎、骨髓抑制、过敏反应等。常见药物见表9-3。

表9-3　常见抗艾滋病药的临床应用与作用机制

药 物	临床应用	作用机制
齐多夫定	治疗AIDS的首选药，重症AIDS综合征	抑制病毒逆转录酶
去羟肌苷	严重AIDS首选药（与齐多夫定合用）， 特别适合不能耐受齐多夫定或无效者	干扰DNA链延伸 抑制病毒复制
沙奎那韦	用于AIDS长期治疗，提高生存率	抑制酶的底物裂解，干扰HIV复制
奈韦拉平	预防HIV母婴传播， 治疗分娩3天内的新生儿HIV感染	抑制酶聚合而阻断病毒复制
阿巴卡韦	HIV感染（成人与儿童联合用药的首选）	抑制逆转录酶，抑制HIV复制

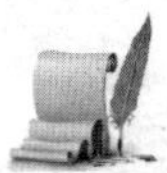

三、抗疱疹病毒药

【阿昔洛韦】

阿昔洛韦是广谱抗疱疹病毒药，亦是防治单纯疱疹病毒（HSV）感染的首选药。阿昔洛韦在被感染细胞内转化为三磷酸无环鸟苷，抑制DNA多聚酶，阻止病毒DNA复制，是目前最有效的抗HSV药，但对RNA病毒无效。其他抗疱疹病毒药见表9-4。

表9-4　常见抗疱疹病毒药的作用机制与应用

药 物	作用与机制	应 用
阿昔洛韦	抑制DNA多聚酶，对HSV作用最强	HSV感染
阿糖腺苷	抗DNA病毒，体外广谱抗疱疹病毒	疱疹性脑炎、巨细胞病毒性脑炎等
碘苷	抗DNA病毒，仅供外用	病毒感染性眼病
更昔洛韦	对病毒DNA聚合酶有强大抑制作用	AIDS、器官移植、恶性肿瘤

四、抗流感病毒药

常见抗流感病毒药的作用机制与应用见表9-5。

表9-5　常见抗流感病毒药的作用机制与应用

药 物	作用与机制	应 用
金刚烷胺	阻止甲型流感病毒进入宿主细胞并抑制其复制	防治甲型流感
扎那米韦	抑制神经氨酸酶而改变流感病毒的聚集与释放	防治流感
奥司他韦	抑制神经氨酸酶而改变流感病毒的释放	流感（禽流感，甲型H1N1病毒）

五、抗肝炎病毒药

肝炎病毒分为甲、乙、丙、丁、戊型等，我国主要流行乙型肝炎，国外流行丙型肝炎，目前抗肝炎病毒药仅能达到抑制肝炎病毒的目的。如干扰素与利巴韦林合用治疗慢性病毒性肝炎与急性丙型肝炎；拉米夫定除治疗AIDS外，是目前治疗乙型肝炎最有效的药物之一，对拉米夫定耐药时可选阿德福韦。

练 习 题

一、单选题

1. 仅用于治疗浅部真菌感染的药物是（　　）。

A. 两性霉素B　　B. 特比萘芬　　C. 氟胞嘧啶　　D. 甲硝唑

2. 抑制鲨烯环氧酶的活性，属于丙烯胺类抗皮肤真菌药的是（　　）。

A. 特比萘芬　　B. 制霉菌素　　C阿莫罗芬　　D. 环吡酮胺

3. 治疗侵袭性念珠菌病宜选（　　）。

A. 灰黄霉素　　B. 伏立康唑　　C. 特比萘芬　　D. 氟康唑

4. 治疗侵袭性曲霉菌病宜选（　　）。

A. 氟胞嘧啶　　B. 氟康唑　　C. 伏立康唑　　D. 特比萘芬

5. 肝毒性大，对肝药酶影响大，药物相互作用较多的抗真菌药是（　　）。

A. 氟胞嘧啶　　B. 阿糖胞苷　　C. 两性霉素B　　D. 酮康唑

6. 为了降低肾毒性，临床上制成脂质体使用的抗真菌药是（　　）。

A. 酮康唑　　B. 氟胞嘧啶　　C. 阿糖胞苷　　D. 两性霉素B

7. 治疗带状疱疹宜选用的药物是（　　）。

A. 齐多夫定　　B. 拉米夫定　　C. 阿昔洛韦　　D. 扎那米韦

8. 不属于抗乙型肝炎病毒的药物是（　　）。

A. 干扰素　　B. 拉米夫定　　C. 泛昔洛韦　　D. 阿德福韦

9. 属于神经氨酸抑制剂的抗流感病毒药是（　　）。

A. 奥司他韦　　B. 利巴韦林　　C. 拉米夫定　　D. 更昔洛韦

10. 临床上首选齐多夫定治疗的是（　　）。

A. 流感病毒感染　　B. 人类免疫缺陷病毒（HIV）感染

C. 乙型脑炎病毒感染　　D. 疱疹病毒感染

第四十五章　抗结核病药与抗麻风病药

第一节　抗结核病药

结核病是由结核分枝杆菌引起的慢性传染病，好发于肺，此外还有肺外结核（如骨、肠、肾、脑膜、胸膜结核等）。抗结核药分两类，一线抗结核药（疗效高、不良反应少、患者易耐受）：异烟肼、利福平、乙胺丁醇、链霉素、吡嗪酰胺等；二线抗结核药（疗效低、不良反应多、患者不易耐受）：对氨基水杨酸、乙硫异烟胺、丙硫异烟胺、卡那霉素、卷曲霉素、阿米卡星、环丝氨酸、紫霉素、大环内酯类（如罗红霉素）以及氟喹诺酮类（如司帕沙星）等，常与其他抗结核药合用治疗耐药的结核病。

一、常见抗结核病药

【异烟肼】

1. 化学与药动学

异烟肼是异烟酸的肼类衍生物。口服吸收快而完全，穿透力强而分布广泛，肝乙酰化代谢有快慢之分，需注意调整给药方案。

2. 作用机制与应用

异烟肼抑制分枝杆菌酸酶而干扰分枝杆菌酸的合成，破坏分枝杆菌细胞壁结构而发挥杀菌作用，本品仅对结核菌有效（窄谱），常与其他抗结核药合用以提高疗效、延缓耐药性。异烟肼是治疗不同部位结核病的首选药。

3. 不良反应

一般剂量短期用药较少，不良反应的发生与剂量和疗程有关。

（1）神经系统：常见反应为周围神经炎，大剂量可出现中枢神经系统障碍。因异烟肼结构与维生素B_6相似而促进排出，补充维生素B_6可减轻。

（2）肝脏毒性：潜在的致死性肝炎是异烟肼最严重的不良反应。快代谢型、老年、饮酒、合用利福平时更易产生肝毒性。

（3）其他：过敏反应、血液系统反应、胃肠道反应等。

【利福平】

1. 化学与药动学

利福平是利福霉素的人工半合成品，本类药物中还包括利福定与利福喷汀。口服吸收完全，但食物和对氨基水杨酸可影响吸收；分布广泛，主要经肝乙酰化代谢后从胆汁排出，本品属于肝药酶诱导剂，可加速自身及其他药物的代谢。利福平及其代谢物含有色素基团，可将体液染成橘红色。

2. 作用机制与应用

利福平抑制DNA依赖性RNA多聚酶，阻碍RNA转录。抗菌谱广，对结核杆菌与麻风杆菌作用强，对G^+与G^-菌、沙眼衣原体均有抑制作用。利福平属一线抗结核药，对各型肺结核均有良好治疗作用，常与其他抗结核药合用；本品也是当前最有效的治疗麻风病的药物。

3. 不良反应

利福平不良反应发生率不高，常见的有消化道反应、肝毒性、过敏反应、流感综合征等。

【乙胺丁醇】

乙胺丁醇是人工合成的乙二胺衍生物，有良好的药动学，唯大部从肾脏以原形排出，肾功能不全时可引起蓄积中毒。乙胺丁醇可与二价金属离子（如Mg^{2+}）结合，干扰菌体RNA合成，同时抑制阿拉伯糖转移酶，干扰细胞壁半乳糖合成而发挥抗菌作用。临床配伍用于各型结核病和重症患者。不良反应较少，但长期大剂量应用可致视神经炎。

其他抗结核药物的作用机制与应用见表9–6。

表9–6 其他抗结核药物的作用机制与应用

药 物	作用与机制	应 用
链霉素	干扰蛋白质合成，抑制繁殖期结核杆菌	穿透力弱，合用于肺结核
吡嗪酰胺	对细胞内外结核杆菌有抑制或杀灭作用	低剂量、短疗程复治结核病
对氨基水杨酸	抑制二氢叶酸合成酶，抑制胞外结核杆菌	与异烟肼、链霉素合用于结核病

二、抗结核病药的用药原则

合理使用抗结核病药，可提高疗效，降低不良反应，延缓抗药性。合理使用抗结核病药是指早期、适量、联合、规律和全程用药。

1. 早期用药：结核病早期病灶局部血流丰富，药物浓度高；结核菌生长旺盛，对药

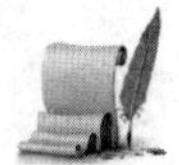

物敏感，疗效好。患病初期，机体抵抗力强，有助于疾病的康复。

2. 适量：药物剂量不足，不能产生疗效且易产生耐药性；剂量过大，易产生严重的不良反应而难以继续治疗。

3. 联合用药：治疗结核病一般都需联合用药，以增强疗效，避免严重不良反应，延缓抗药性。

4. 全程规律用药：抗结核药对静止期的结核杆菌疗效差，而结核菌可长期处于静止状态，故需全程规律用药，而过早停药易导致治疗失败。

第二节　抗麻风病药

麻风病是由分枝杆菌属麻风杆菌引起的一种接触性传染病，主要侵犯人体皮肤与神经。抗麻风病的药物主要有砜类（氨苯砜、二氨基二苯砜等）、硫脲类、吩嗪类(氯法齐明)、利福平等。利福平可快速杀灭麻风杆菌，毒性小，是联合疗法治疗麻风病的必要组成药之一。氯法齐明抑制麻风杆菌的同时又有抗炎作用，与氨苯砜或利福平合用治疗各型麻风病。

【氨苯砜】

氨苯砜抑制二氢叶酸合成酶与二氢叶酸还原酶，干扰叶酸代谢，抗麻风杆菌，同时又有免疫抑制作用。氨苯砜口服吸收迅速而完全，是治疗麻风病的首选药，与其他药物合用治疗各型麻风病与疱疹样皮炎。氨苯砜毒性大、不良反应多，常见的有贫血、胃肠道反应、肝损害、麻风反应等。

练习题

一、单选题

1. 临床治疗各种类型的结核病首选（　　）。

A. 异烟肼　　B. 利福平　　C. 链霉素　　D. 乙胺丁醇

2. 需同服维生素B_6的抗结核病药是（　　）。

A. 利福平　　B. 异烟肼　　C. 乙胺丁醇　　D. 对氨基水杨酸

3. 属于肝药酶诱导剂的是（　　）。

A. 异烟肼　　B. 西咪替丁　　C. 氯霉素　　D. 利福平

4. 可引起周围神经炎、球后视神经炎的抗结核药分别是（　　）。

A. 异烟肼、利福平　　B. 异烟肼、乙胺丁醇

C. 乙胺丁醇、异烟肼　　D. 卡那霉素、乙胺丁醇

5. 异烟肼易引起中枢与外周神经不良反应，主要原因是（　　）。

A. 维生素B_1缺乏或利用障碍　　B. 叶酸缺乏或利用障碍

C. 维生素B_6缺乏或利用障碍　　D. 谷氨酸缺乏或利用障碍

6. 下列关于异烟肼的叙述错误的是（　　）。

A. 抗菌机制是抑制分枝杆菌酸的合成　　B. 对结核分枝杆菌选择性高、作用强

C. 对细胞内的结核杆菌无效　　D. 单用易产生耐药性

二、多选题

1. 属于"一线抗结核药"的有（　　）。

A. 异烟肼　B. 利福平　C. 链霉素　D. 乙胺丁醇

2. 异烟肼的药理学特性有（　　）。

A. 口服易吸收，分布广泛　　B. 肝脏代谢个体差异大

C. 窄谱高效杀菌药　　D. 常配伍维生素B_6以预防其不良反应

3. 利福平的药理学特性包括（　　）。

A. 与对氨基水杨酸同服会影响其吸收率　　B. 可使体液染成橘红色

C. 抑制多聚酶　　D. 对结核杆菌、麻风杆菌及多数细菌有效

4. 抗结核病药的应用原则包括（　　）。

A. 早期用药　B. 联合用药　C. 长期用药　D. 剂量适宜

三、问答题

1. 简述抗结核病药的用药原则。

第四十六章　抗寄生虫药

第一节　抗疟药

一、概述

疟疾是由按蚊叮咬而传播的原虫类寄生虫传染病。常见的疟疾有四种：三日疟、间日疟、恶性疟和卵形疟。疟原虫的繁殖分为有性生殖与无性生殖，其中有性生殖在雌性按蚊体内进行。无性生殖在人体内进行，主要包括原发性红细胞外期、继发性红细胞外期、红细胞内期和配子体。抗疟药作用环节如下。

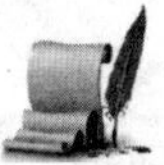

1. 作用于人体内疟原虫无性生殖的抗疟药

(1) 作用于红细胞前期的药：子孢子进入肝细胞增殖，乙胺丁醇有效，可预防发作。

(2) 作用于红细胞外期的药：间日疟与卵形疟子孢子进入肝细胞后休眠，伯氨喹有效，可防止复发与传播。

(3) 作用于红细胞内期的药：裂殖体进入红细胞发育成裂殖子，红细胞破裂引起寒战、高热等临床症状，裂殖子再次进入红细胞，从而引起疟疾反复发作。对此期有效的药物有氯喹、奎宁、青蒿素和蒿甲醚等，可控制临床症状。

2. 作用于按蚊体内疟原虫有性生殖的抗疟药：红内期产生的雌、雄配子体进入按蚊体内结合，发育产生子孢子而成为传染源。对此期有效的药物有乙胺丁醇，可控制疟疾传播与流行。

二、常用抗疟药

(一) 主要用于控制临床症状的抗疟药

【氯喹】

1. 化学与药动学

氯喹为4-氨基喹啉类衍生物，口服吸收后，在红细胞内的浓度可达血药浓度的10~25倍，肝组织中的浓度是血药浓度的200~700倍，消除慢，作用时间长。

2. 作用与应用

(1) 抗疟：碱化疟原虫细胞液，干扰蛋白质合成而杀灭红内期裂殖体，是治疗敏感疟疾症状发作的首选药。

(2) 抗肠道外阿米巴、肺吸虫和华支睾吸虫，可用于治疗阿米巴肝脓肿等。

(3) 抑制免疫：有抗炎、抗过敏作用，可治疗类风湿性关节炎、蝶形红斑狼疮等。

【青蒿素】

1. 化学与药动学

青蒿素是从菊科植物黄花蒿与大头黄花蒿中提取出来的倍半萜内酯过氧化物，其衍生物有蒿甲醚、青蒿琥酯、双氢青蒿素等。青蒿素口服（青蒿琥脂可多途径给药）吸收快而完全，体内消除快，需反复用药。

2. 作用与应用

青蒿素可在虫体内形成自由基，破坏疟原虫表膜和线粒体结构，从而杀灭红内期裂殖体。临床上用于间日疟、恶性疟以及耐氯喹疟疾的症状控制，治疗凶险性恶性疟如脑疟、黄疸型疟疾等，其中蒿甲醚对恶性疟的近期有效率可达100%。此外，青蒿素还有抗血吸虫、抗肿瘤及免疫调节作用。

（二）主要用于控制复发和传播的抗疟药

【伯氨喹】

伯氨喹是8-氨基喹啉类衍生物，在体内转化为喹啉二醌，拮抗辅酶Q而阻断疟原虫线粒体内的电子传递，从而杀灭间日疟红外期休眠子和各型疟原虫的配子体，是根治间日疟和控制疟疾传播最有效的药物。毒性较大，少数特异质患者（葡萄糖-6-磷酸脱氢酶缺乏）可发生急性溶血性贫血和高铁血红蛋白血症。

（三）主要用于病因性预防的抗疟药

【乙胺嘧啶】

乙胺嘧啶是二氨基嘧啶类衍生物。乙胺嘧啶抑制二氢叶酸还原酶，干扰四氢叶酸的合成而阻碍核酸代谢，对恶性疟与间日疟的原发性红外期有效，在按蚊体内能阻止疟原虫孢子的增值，临床用于预防疟疾的传播（首选药）。

第二节　抗阿米巴病药与抗滴虫病药

一、抗阿米巴病药

阿米巴病是由溶组织阿米巴原虫引起的肠道感染，经口感染的阿米巴包囊脱囊后，形成的小滋养体在结肠与菌群共生，小滋养体随肠内容物下移而变为包囊，是重要的传染源。在一定条件下，小滋养体侵入肠壁形成大滋养体，破坏肠组织而引起阿米巴痢疾，经血流到肝等脏器而形成肠外阿米巴病（如阿米巴肝脓肿等）。急性阿米巴痢疾与肠外阿米巴病首选甲硝唑（具体见第三十九章），对肠道带虫（小滋养体）者宜选用主要分布于肠道的二氯尼特。

二、抗滴虫病药

阴道毛滴虫可导致女性阴道炎症、男性尿道炎症，甲硝唑是治疗滴虫病的首选药。此外，替硝唑与乙酰胂胺（外用）亦可使用。

第三节　抗血吸虫病药与抗丝虫病药

一、抗血吸虫病药

寄生在人体的血吸虫有五种，我国仅有日本血吸虫。治疗血吸虫的药物有吡喹酮、南瓜子氨酸、萱草根素以及青蒿素等。

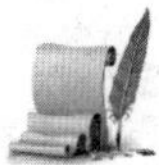

【吡喹酮】

吡喹酮是异喹啉吡嗪类衍生物，是疗效高、疗程短、毒性低的抗血吸虫药。吡喹酮通过5–TH样作用使Ca^{2+}内流增加，虫体肌细胞内Ca^{2+}含量大增而使虫体麻痹脱落，对日本、埃及血吸虫成虫有良好的杀灭作用。吡喹酮是广谱抗血吸虫和绦虫药，适用于各种血吸虫病以及其他吸虫病和绦虫病。

二、抗丝虫病药

寄生在人体的丝虫有八种，我国仅有斑马丝虫和马来丝虫。丝虫病是由丝虫寄生在淋巴系统而引起的一种慢性寄生虫病。丝虫病由蚊子传播，治疗的药物有乙胺嗪（首选）等。

【乙胺嗪】

乙胺嗪是哌嗪衍生物。乙胺嗪对丝虫成虫及微丝蚴有杀灭作用。能使微丝蚴的肌组织超级化，虫体麻痹而从寄生部位脱离，同时改变其表膜而使虫体破坏。乙胺嗪可根治斑马丝虫、马来丝虫和罗阿丝虫感染，亦能治疗盘尾丝虫病。

第四节　抗肠蠕虫药

抗肠蠕虫药是指用于驱除或杀灭肠道蠕虫的药物。我国常见的肠道蠕虫有蛔虫、蛲虫、钩虫、鞭虫等。临床常用的抗肠蠕虫药有甲苯达唑、阿苯达唑、左旋咪唑、噻苯唑、噻嘧啶、哌嗪、扑蛲灵、氯硝柳胺、吡喹酮等。

【甲苯达唑】

甲苯达唑是苯并咪唑类衍生物。甲苯达唑影响虫体多种生化代谢途径，如抑制微管组装、干扰葡萄糖的摄取与利用、抑制虫体生存与繁殖等，能杀灭幼虫、抑制虫卵发育，属于广谱驱虫药。临床用于防治蛔虫、蛲虫、钩虫、鞭虫等肠道寄生虫病。

练习题

一、单选题

1. 主要用于疟疾病因性预防的药物是（　　）。

A. 青蒿素　　B. 伯氨喹　　C. 奎宁　　D. 乙胺嘧啶

2. 控制疟疾复发和传播宜选用的抗疟药是（　　）。

A. 伯氨喹　　B. 乙胺嘧啶　　C. 奎宁　　D. 青蒿素

3. 主要用于控制临床症状的抗疟药是（　　）。

A. 乙胺嘧啶　B. 伯氨喹　C. 氯喹　D. 奎宁

4. 我国研制的没有“金鸡纳”反应的抗疟药是（　　）。

A. 乙胺嘧啶　B. 氯喹　C. 奎宁　D. 青蒿素

5. 急性阿米巴痢疾与肠外阿米巴病首选（　　）。

A. 二氯尼特　B. 甲硝唑　C. 氯喹　D. 伯氨喹

6. 对甲硝唑无效或禁忌的肠外阿米巴病患者可选用（　　）。

A. 替硝唑　B. 氯喹　C. 喹碘仿　D. 乙酰胂胺

7. 临床上治疗血吸虫病宜选用（　　）。

A. 甲苯达唑　B. 吡喹酮　C. 氯喹　D. 甲硝唑

8. 通过改变虫体肌细胞膜的离子通透性而发挥驱虫作用，适用于儿童，常见制剂为宝塔糖的药物是（　　）。

A. 哌嗪　B. 吡喹酮　C. 噻嘧啶　D. 氯喹

9. 治疗钩虫病宜选用（　　）。

A. 氯喹　B. 甲硝唑　C. 甲苯达唑　D. 吡喹酮

第四十七章　抗恶性肿瘤药

恶性肿瘤（又称癌症）是一种以机体细胞过度增生和异常分化为特征的疾病。治疗癌症的主要方法有手术、放疗、化疗等，其中化疗强调全身性治疗而占有重要的地位。

第一节　抗恶性肿瘤药的药理学基础

一、恶性肿瘤细胞的特点

与正常细胞相比，恶性肿瘤细胞具有四个特征，即增殖能力强、分化水平低、具有侵袭性与转移能力。肿瘤细胞群包括增殖细胞、静止细胞（G_0期）和无增殖能力细胞。G_0期细胞对化疗不敏感，化疗后G_0期细胞转化为增殖细胞是化疗的难点。一个细胞增殖周期包括4相：DNA合成前期（G_1期）、DNA合成期（S期）、DNA合成后期（G_2期）、有丝分裂期（M期）。

二、抗恶性肿瘤药的分类

按药物作用方式，抗恶性肿瘤药分为细胞毒类与非细胞毒类抗肿瘤药。细胞毒类抗

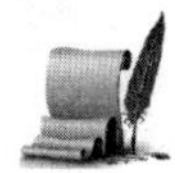

肿瘤药即传统化疗药物，主要通过影响肿瘤细胞核酸与蛋白质代谢，直接抑制肿瘤细胞增殖或诱导其凋亡。非细胞毒类抗肿瘤药主要以肿瘤分子病理学过程的关键调控分子为靶点进行抗肿瘤治疗。其中细胞毒类抗肿瘤药又有如下分法：

1. 按化学结构可分为：烷化剂、抗代谢药、抗肿瘤抗生素、抗肿瘤植物药等；

2. 按作用机制可分为：干扰核酸合成、影响DNA结构与功能、干扰RNA转录、影响蛋白质合成与功能等；

3. 按作用的细胞时相可分为：细胞周期特异性药物与细胞周期非特异性药物。

三、抗恶性肿瘤药的毒性反应

1. 近期毒性反应：抗恶性肿瘤药在使用过程中一般可引起骨髓抑制、消化道毒性、脱发等毒性反应；个别药物可引起心（多柔比星）、肺（博来霉素）、肝（放线菌素D、环磷酰胺）、肾（顺铂、L-门冬酰胺酶）、膀胱（环磷酰胺）、神经系统（顺铂、长春新碱）毒性以及过敏反应（L-门冬酰胺酶）等。

2. 远期毒性反应：抗恶性肿瘤药使用后可引起第二原发恶性肿瘤、不孕症或致畸胎等毒性反应，前者是由抗恶性肿瘤药的致突变与致癌性引起的，后者是由抗恶性肿瘤药影响生殖内分泌功能、干扰生殖细胞的发育引起。

第二节　细胞毒类抗恶性肿瘤药

一、抗代谢药

本类药物多与核酸代谢相关的叶酸、嘌呤与嘧啶结构相似，通过干扰核酸代谢来阻止细胞分裂，主要作用于S期，属于细胞周期特异性药物。

㈠ 二氢叶酸还原酶抑制剂

【甲氨蝶呤】

甲氨蝶呤（MTX）与叶酸相似，抑制二氢叶酸还原酶而使四氢叶酸缺乏，进而抑制DNA复制并干扰蛋白质合成。临床上治疗儿童急性白血病、绒毛膜上皮癌等。不良反应有胃肠道反应等，最突出的是骨髓抑制（可肌注亚叶酸钙缓解）。

㈡ 胸苷酸合成酶抑制剂

【5-氟尿嘧啶】

5-氟尿嘧啶（5-FU）在细胞内转化为5-氟尿嘧啶脱氧核苷酸，抑制脱氧胸腺酸合成酶，干扰脱氧胸腺酸的合成而影响DNA的复制；同时，5-FU转化为5-氟尿嘧啶核苷，掺入RNA中干扰蛋白质合成。静注5-FU用于治疗消化系统癌和乳腺癌，对女性生殖系统癌及膀胱癌也有效。对骨髓、消化道毒性较大。

(三) 嘌呤核苷酸互变抑制剂

巯嘌呤

巯嘌呤（6-MP）在体内生成硫代肌苷酸后，抑制肌苷酸转变为腺核苷酸与鸟核苷酸，干扰嘌呤代谢而抑制核酸合成，对S期细胞作用最强。临床用于急性淋巴细胞白血病的维持治疗。

(四) 核苷酸还原酶抑制药

【羟基脲】

羟基脲（HU）抑制核苷酸还原酶，阻止胞苷酸转变为脱氧胞苷酸，抑制DNA复制，对S期有选择性杀灭作用，同步化（G_1期）肿瘤细胞而增加敏感性。对慢性粒细胞白血病有显著疗效。

(五) DNA多聚酶抑制剂

药物有阿糖胞苷、吉西他滨等。吉西他滨为阿糖胞苷类似物，常与顺铂合用。

【阿糖胞苷】

阿糖胞苷经脱氧胞苷激酶催化生成二或三磷酸胞苷，抑制DNA多聚酶而干扰DNA合成，同时掺入DNA而干扰其复制。临床用于成人急性粒细胞性白血病或单核细胞白血病。

二、影响DNA结构与功能的药物

(一) 烷化剂

烷化剂具有烷基而性质活泼，能与DNA、RNA或蛋白质中亲核基团发生烷化反应，如使DNA链内或链间交叉联结而断裂，在下次复制时碱基配对错码而损害DNA的结构与功能。在化疗药中烷化剂应用最广泛，常见的烷化剂有氮芥类（环磷酰胺等）、亚硝基脲类(洛莫司汀、卡莫司汀)、甲烷磺酸酯类（白消安）、乙烯亚胺类（塞替派）等。

【环磷酰胺】

环磷酰胺（CTX）在体外无效，进入体内后经肝药酶转化为醛磷酰胺，在肿瘤细胞内分解出磷酰胺氮芥而发挥抗肿瘤作用。CTX抗瘤谱广，其中对恶性淋巴瘤疗效显著，是目前最常用的烷化剂。CTX的另一代谢产物丙烯醛易引起出血性膀胱炎，可用美司钠缓解。

(二) 铂类配合物

铂类配合物有顺铂、卡铂、达卡巴嗪、奥沙利铂等。其中奥沙利铂与5-氟尿嘧啶、亚叶酸联合治疗转移性结肠癌有明显协同作用（一线）。

 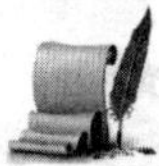

【顺铂】

顺铂是二价铂与一个氯原子和两个氨基结合成的配合物。其作用机制与烷化剂相似，进入细胞后解离氯离子，与DNA碱基交叉联结而破坏其结构与功能。顺铂抗瘤谱广，对非精原细胞性睾丸瘤最有效。顺铂能引起严重的胃肠道反应（恶心、呕吐），此外还有骨髓抑制、耳毒性、肾毒性（水化、利尿）、周围神经炎等。

（三）破坏DNA的抗生素

【丝裂霉素】

丝裂霉素（MMC）能与DNA链交叉联结，抑制DNA复制，抗瘤谱广，可治疗各种实体瘤，但有明显、持久的骨髓抑制作用。

【博来霉素】

博来霉素（BLM）为含多种糖肽的复合抗生素，主要成分为A2（A5是平阳霉素）。BLM与铜、铁离子络合，使氧分子转成氧自由基，从而使DNA单链断裂，阻止DNA的复制，干扰细胞分裂增值。临床主要用于鳞状上皮癌。肺毒性是最严重的不良反应，可引起间质性肺炎或肺纤维化。

（四）拓扑异构酶抑制剂

【喜树碱类】

喜树碱类（喜树碱、羟基喜树碱等）能特异性抑制DNA拓扑异构酶Ⅰ，干扰DNA结构与功能，对胃癌等有一定疗效。

【鬼臼毒素衍生物】

鬼臼毒素衍生物（依托泊苷、替尼泊苷）能特异性抑制DNA拓扑异构酶Ⅱ，干扰DNA结构与功能，对肺癌、睾丸肿瘤有良好疗效。

三、干扰转录过程和阻止RNA合成的药物

【放线菌素D】

放线菌素D为多肽类抗恶性肿瘤抗生素，能嵌入鸟嘌呤与胞嘧啶碱基之间，抑制RNA多聚酶，阻止mRNA的转录。抗瘤谱较窄，对恶性葡萄胎、绒毛膜上皮癌等疗效较好；与放疗联合使用可提高疗效。

【蒽环类抗生素】

蒽环类抗生素（多柔比星、柔红霉素等）能与DNA结合，抑制RNA和DNA的合成，抗瘤谱较广。

四、抑制蛋白质合成与功能的药物

药物主要包括微管蛋白活性抑制剂长春碱类与紫杉醇类，干扰核蛋白体功能的药物

如三尖杉生物碱类，影响氨基酸供应的药物L–门冬酰胺酶。

【长春碱类】

药物包括长春碱、长春新碱及其半合成衍生物长春地辛、长春瑞滨。本类药物能抑制微管聚合，干扰纺锤体形成，使细胞有丝分裂停止在中期，主要作用于M期，抑制有丝分裂。长春碱主要用于治疗急性白血病、恶性淋巴瘤、绒毛膜上皮癌。长春新碱常与泼尼松合用治疗儿童急性淋巴细胞白血病。长春地辛、长春瑞滨可用于治疗肺癌等。

【紫杉醇类】

紫杉醇、紫衫萜促进微管装配、抑制微管解聚，影响纺锤体功能，使细胞有丝分裂停止，对卵巢癌、乳腺癌有独特疗效。制剂中的赋形剂可引起严重的过敏反应，可用地塞米松或组胺H_1受体阻滞药防治。

【三尖杉生物碱类】

三尖杉酯碱、高三尖杉酯碱能抑制蛋白质合成的起始阶段，使核蛋白体分解，对急性粒细胞白血病疗效较好。

第三节　非细胞毒类抗恶性肿瘤药

一、调节体内激素平衡药

生殖系统及内分泌系统的肿瘤与相应的激素失调有关，应用激素或其拮抗剂通过改善激素失衡状态，从而抑制激素依赖性肿瘤的生长（表9–7）。

表9–7　调节体内激素平衡药及其临床应用

分类	药物	应用
糖皮质激素	泼尼松龙、地塞米松	急性淋巴细胞白血病、恶性淋巴瘤
雌激素	乙烯雌酚、炔雌醇	雄激素依赖性前列腺癌
孕激素	甲羟孕酮、甲地孕酮	肾癌、乳腺癌、子宫内膜癌
雄激素类	甲睾酮	晚期乳腺癌、
促性腺激素释放激素	戈舍瑞林、亮丙瑞林	乳腺癌、前列腺癌
抗雌激素药	他莫昔芬、来曲唑等	乳腺癌、前列腺癌
抗雄激素药	氟他胺、环丙孕酮	前列腺癌

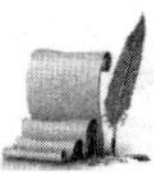

二、杀伤癌细胞的单克隆抗体

【利妥昔单抗】

利妥昔单抗能与跨膜CD20抗原特异性结合，CD20抗原是人类B淋巴细胞表面特有的标识，利妥昔单抗与之结合后产生细胞毒作用，引起B细胞溶解。临床用于复发或耐药的B淋巴细胞型非霍金奇淋巴瘤。

【曲妥珠单抗】

曲妥珠单抗能选择性与人表皮生长因子受体2（Her-2）结合，抑制Her-2过度表达的肿瘤细胞增殖，临床用于Her-2过度表达的转移性乳腺癌。

三、调控癌基因的信号转导抑制剂

【伊马替尼】

费城染色体异常可产生异常的络氨酸激酶，伊马替尼是络氨酸激酶抑制剂，临床可用于治疗费城染色体阳性的慢性髓细胞白血病等。

【吉非替尼】

表皮生长因子受体（EGFR）对肿瘤细胞的增值、分化有重要的调节作用，吉非替尼是EGFR络氨酸激酶抑制剂，临床用于治疗铂类药物治疗失败的晚期非小细胞肺癌。

四、细胞分化诱导剂

【维A酸】

维A酸包括全反式维A酸、13-顺式维A酸和9-顺式维A酸。全反式维A酸能降解PML-RARa融合蛋白，临床用于治疗急性早幼粒细胞白血病。

五、细胞凋亡诱导剂

【亚砷酸】

亚砷酸（三氧化二砷）可引起早幼粒细胞白血病/维A酸受体（PML-RARa）融合蛋白损伤与退化，临床适用于急性早幼粒细胞白血病、原发性肝癌晚期。本品不良反应轻。

六、新生血管生成抑制药

【重组人血管内皮抑制剂】

血管内皮抑制剂通过抑制肿瘤内皮细胞的生长而抑制肿瘤血管生成，诱导肿瘤细胞凋亡，防止肿瘤侵袭与转移。临床配合化疗可提高非小细胞肺癌患者的生存率。

第四节　放疗与化疗止吐药

在使用抗恶性肿瘤药时，有75%以上的患者出现恶心、呕吐等消化道反应。严重呕吐会引起水电解质紊乱、营养缺乏，削弱人体抵抗力，对整个治疗不利。化疗药引起胃肠道反应的机制主要是：

1. 胃肠道黏膜受到刺激后释放5-HT，兴奋5-HT_3受体而引起呕吐；

2. 直接刺激延髓催吐化学感受区多巴胺受体等引起呕吐；

3. 直接刺激大脑皮质通路引起呕吐。

根据上述机制，有相应的药物用于止吐：

1. 5-HT_3受体阻滞剂，有昂丹司琼、格雷司琼、托烷司琼等；

2. 多巴胺受体阻滞剂，有甲氧氯普胺等；

3. 神经激肽-1受体阻滞剂，有阿瑞吡坦。

其中第一、第二类药物具体见第三十二章。

【阿瑞吡坦】

P物质是含11个氨基酸的多肽物质，主要存在于胃肠道和中枢神经系统。P物质兴奋神经激肽-1（NK-1）受体而引起呕吐。阿瑞吡坦可阻滞NK-1受体，从而缓解P物质引起的呕吐。临床用于化疗后的急性、延迟性呕吐。

第五节　抗恶性肿瘤药的应用原则

抗恶性肿瘤药多采用综合治疗，应从如下五方面考虑使用：

1. 从细胞增殖动力学考虑：招募更多G_0期细胞进入增殖期，增强肿瘤细胞对抗癌药的敏感性；使用细胞周期特异性药物（如羟基脲），使细胞停滞于某一时相（如G_1期），停药后细胞将同步进入下一时相，再使用下一时相药物以提高疗效。

2. 从药物作用机制考虑：采用作用于同一生化过程不同环节的药物，产生双重阻断效果（如甲氨蝶呤与巯嘌呤），提高疗效。

3. 从药物抗瘤谱考虑：如胃肠道肿瘤可选用氟尿嘧啶、环磷酰胺、丝裂霉素等，鳞癌选用博来霉素、甲氨蝶呤，肉瘤选用环磷酰胺、顺铂、多柔比星等，骨肉瘤选用多柔比星、甲氨蝶呤和亚叶酸钙等，脑瘤选用亚硝基脲类、羟基脲类等。

4. 从药物毒性考虑：抗癌药一般毒性较大，应尽量避免毒性叠加，如抗癌药一般有

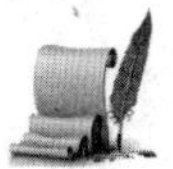

肾毒性，而泼尼松、博来霉素等不明显，可配伍使用。对毒性很大的药物，可配伍其他药物以降低毒性，如美司钠可预防环磷酰胺引起的出血性膀胱炎，亚叶酸钙可减轻甲氨蝶呤的骨髓抑制作用。

5. 给药方案设计：抗肿瘤药多采用大剂量、间歇给药，以提高疗效、降低不良反应。

练习题

一、单选题

1. 恶性肿瘤易复发的原因是（　　）。

A. G_0期细胞对抗癌药不敏感　　B. G_1期细胞对抗癌药不敏感

C. G_2期细胞对抗癌药不敏感　　D. S期细胞对抗癌药不敏感

2. 周期非特异性抗癌药是（　　）。

A. 甲氨蝶呤　B. 5-氟尿嘧啶　C. 环磷酰胺　D. 长春新碱

3. 可引起膀胱炎的抗肿瘤药物是（　　）。

A. 巯嘌呤　B. 环磷酰胺　C. 多柔比星　D. 氟尿嘧啶

4. 为预防甲氨蝶呤所致的肾毒性，在化疗期间，除大量水化和利尿外，还需同时给予的尿路保护剂是（　　）。

A. 亚叶酸钙　B. 坦洛新　C. 氯喹酮　D. 美司钠

5. 干扰RNA转录的药物是（　　）。

A. 甲氨蝶呤　B. 三尖杉碱　C. 紫杉醇　D. 阿霉素（多柔比星）

6. 紫杉醇的抗癌作用机制是（　　）。

A. 直接破坏DNA结构　　B. 影响蛋白质的合成与功能

C. 干扰核酸生物合成　　D. 影响体内激素平衡

7. 安鲁米特的抗癌作用机制是（　　）。

A. 干扰核酸生物合成　　B. 直接破坏RNA结构

C. 影响体内激素平衡　　D. 直接破坏DNA结构

8. 干扰肿瘤细胞转录过程和阻止RNA合成的抗肿瘤药是（　　）。

A. 门冬酰胺酶　B. 伊立替康　C. 阿霉素　D. 氟尿嘧啶

9. 主要作用于M期，抑制细胞有丝分裂的药物是（　　）。

A. 长春碱　B. 放线菌素　C. 依托泊苷　D. 阿霉素

10. 治疗绝经后晚期乳腺癌的药物是（　　）。

A. 顺铂　B. 他莫昔芬　C. 安鲁米特　D. 羟喜树碱

11. 属于抗雄激素、抗雌激素类的抗肿瘤药分别是（　　）。

A. 氟他胺、炔雌醇　　B. 丙酸睾酮、他莫昔芬

C. 丙酸睾酮、炔雌醇　　D. 氟他胺、他莫昔芬

12. 应用曲妥珠单抗治疗乳腺癌前，对患者必须进行筛查的项目是（　　）。

A. 表皮生长因子受体　　B. 人表皮生长因子受体-2

C. 血管内皮生长因子　　D. B淋巴细胞表面的CD20抗原

13. 通过阻断延脑催吐化学感受区（CTZ）D_2受体而止吐的药物是（　　）。

A. 昂丹司琼　　B. 西沙必利　　C. 多潘立酮　　D. 甲氧氯普胺

14. 通过阻断5-HT_3受体而发挥止吐作用的药物是（　　）。

A. 昂丹司琼　　B. 多潘立酮　　C. 氯丙嗪　　D. 西沙必利

15. 对重度致吐化疗药所引起的恶心、呕吐，联合用药不包括（　　）。

A. 氯丙嗪　　B. 阿瑞吡坦　　C. 昂丹司琼　　D. 地塞米松

16. 阿霉素、博来霉素的不良反应分别是（　　）。

A. 肾毒性、心脏毒性　　B. 心脏毒性、肺毒性

C. 肺毒性、肝毒性　　D. 肝毒性、肾毒性

二、问答题

1. 简述抗肿瘤药的分类。

2. 简述抗恶性肿瘤药的应用原则。

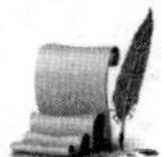

第十篇　其他类药物

其他类药物多在前面有详细论述，故在此仅作简单阐述。

第四十八章　影响免疫功能的药物

免疫系统具有免疫预防、免疫稳定和免疫监视等功能，免疫功能通过免疫应答反应、即特异性与非特异性免疫反应来实现。免疫抑制药与免疫增强药通过影响免疫应答和免疫病理反应来达到防治疾病的目的。

第一节　免疫抑制药

免疫抑制药可抑制对机体不利的免疫反应，临床用于器官移植和自身免疫性疾病。免疫抑制药按作用机制可分为：

1. 抑制IL-2的药物（环孢素A、他莫昔芬）；

2. 抑制细胞因子基因表达的药物（糖皮质激素）；

3. 抑制嘌呤或嘧啶合成的药物（硫唑嘌呤、霉酚酸酯）；

4. 抗恶性肿瘤药（烷化剂、抗代谢药）等。

本类药物由于选择性低（除环孢素），可抑制正常的免疫功能而产生严重的不良反应，如：诱发感染、诱发肿瘤、致骨髓抑制、不育、畸胎。

【环孢素A】

1. 药动学与药效学

环孢素A（CSA）为真菌产生的由11个氨基酸组成的中性环多肽。进入体内的CSA主要经肝代谢从胆汁排入小肠，形成肝肠循环，个体差异大。CSA与T细胞内环亲和素结合，抑制丝氨酸/苏氨酸磷酸激酶，阻断细胞浆调节蛋白的去磷酸化，选择性抑制T细胞活化及细胞因子（如IL-2）基因的表达。

2. 应用与不良反应

(1) 器官移植：CSA抑制组织、器官移植后的排斥反应，对肾移植疗效佳。

(2) 自身免疫性疾病：对1型糖尿病、牛皮癣、类风湿性关节炎、肾病综合征疗效好。

CSA不良反应发生率较高，多为可逆性反应，常见的有肾毒性、肝毒性等。

第二节　免疫增强药

免疫增强药能够增强机体特异性免疫功能，常见的药物有：

1. 细菌制剂：卡介苗；

2. 人工合成药：左旋咪唑、异丙肌苷；

3. 细胞因子：干扰素、白细胞介素、肿瘤坏死因子、转移因子；

4. 其他药：胸腺素、甘露聚糖肽、人免疫球蛋白。

免疫增强药：临床主要用于难治性的细菌或病毒感染、肿瘤的辅助治疗及免疫缺陷病的治疗等。

【干扰素】

1. 化学与分类

干扰素（IFN）是一类小分子糖蛋白，可分为α-干扰素（IFN-α）、β-干扰素（IFN-β）与γ-干扰素（IFN-γ）。

2. 作用与应用

(1) 抗病毒：IFN与宿主细胞表面的干扰素受体结合，诱导其产生多种酶，抑制病毒蛋白质合成而干扰病毒繁殖。临床用于治疗多种病毒感染性疾病。

(2) 抗肿瘤：IFN通过直接抑制肿瘤细胞生长、抑制癌基因的表达、激活抗肿瘤免疫功能等产生抗肿瘤效应，对血液系统肿瘤疗效较好。

(3) 调节免疫。

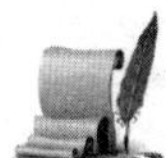

第四十九章　男性泌尿系统疾病用药

第一节　抗前列腺增生药物

前列腺增生是中、老年男性引起下尿路症状的常见病因，抗前列腺增生药物有治标与治本之别。治标主要是松弛前列腺平滑肌，减轻膀胱出口压力，缓解下尿路症状，常用药有α_1受体阻滞剂。治本主要是干扰睾酮对前列腺的刺激，减轻膀胱出口梗阻，常用药有5α还原酶抑制剂。

一、α_1受体阻滞剂

α_1受体阻滞剂根据其选择性分为三代，临床常用的有特拉唑嗪、坦洛新等。

【特拉唑嗪】

特拉唑嗪为选择性突触后膜α_1受体阻滞剂，具有扩张血管而降血压、降血脂、缓解前列腺组织痉挛等作用，临床上可用于治疗轻、中度高血压和良性前列腺增生引起的下尿路症状。在治疗前列腺肥大过程中，常见的不良反应是体位性低血压，宜减量、睡前给药；此外偶见性功能障碍的报道。

二、5α还原酶抑制剂

5α还原酶抑制剂有非那雄胺、度他雄胺和依立雄胺等。

【非那雄胺】

非那雄胺为新型特异性5α还原酶抑制剂，通过抑制5α还原酶而抑制双氢睾酮的生成，减轻对前列腺的刺激，使前列腺上皮细胞萎缩，体积减小，缓解良性前列腺增生引起的下尿路症状。常见的不良反应是性功能障碍。

第二节　治疗男性勃起功能障碍药

男性勃起功能障碍治疗分为一线、二线和三线治疗。一线治疗即口服选择性5型磷酸二酯酶抑制剂，使海绵体松弛、充血而勃起，药物有西地那非、伐地那非和他达拉非

等；或给予雄激素，提高性冲动，促进勃起。二线治疗即局部给予罂粟碱、酚妥拉明或前列腺素E_1等。三线治疗即为手术治疗。

一、5型磷酸二酯酶抑制剂

正常人体在性刺激下体内产生一氧化氮，激活阴茎海绵体平滑肌细胞内鸟苷酸环化酶，使环磷酸鸟苷水平升高，平滑肌松弛，海绵窦扩张、充血，使阴茎勃起，而环磷酸鸟苷在磷酸二酯酶的催化下水解，作用消失。5型磷酸二酯酶抑制剂通过选择性抑制5型磷酸二酯酶，抑制环磷酸鸟苷的水解而发挥治疗作用。

【西地那非】

西地那非口服吸收快，但首关效应明显。抑制5型磷酸二酯酶而发挥治疗作用。扩张血管而降低血压是常见的不良反应，应避免与有机硝酸酯类药物（硝酸甘油、硝苯地平、硝普钠等）和α_1受体阻滞剂（特拉唑嗪等）同服。

二、雄激素

雄激素缺乏可致性欲减退甚至丧失，阴茎勃起的频率、幅度及时间减少。性腺功能减退、体内睾酮水平下降合并勃起功能障碍者，可通过补充外源性睾酮，使体内睾酮恢复到正常水平（300~1100ng/dl）而获得治疗。药物有十一酸睾酮、丙酸睾酮等。

【十一酸睾酮】

十一酸睾酮有胶丸、注射剂、贴剂等，可通过不同方式给药，由于口服首关效应明显，注射给是为最为有效、经济的方法。睾酮可直接兴奋中枢神经系统的雄激素受体，维持人体正常的性冲动；同时可激活一氧化氮合成酶，提高海绵体一氧化氮的含量，使海绵窦扩张、充血而勃起。临床上用于血清睾酮偏低同时性功能减退者

第五十章　调节骨代谢与形成药

骨代谢主要是指骨细胞的代谢，即骨的吸收与骨的合成，分别由破骨细胞与成骨细胞来完成，具体分为三个阶段，破骨细胞在骨表面吸收骨基质而形成凹陷，成骨细胞进入凹陷形成新骨，骨的吸收大于骨的形成可引起骨质疏松。骨质疏松分为原发性骨质疏松（如绝经期后骨质疏松、老年性骨质疏松）、继发性骨质疏松及特发性骨质疏松等。防治骨质疏松的药物分为：

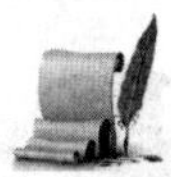

1. 抑制骨吸收的药物：如双磷酸盐类、雌激素类、降钙素等；

2. 刺激骨形成的药物：氟制剂、甲状旁腺激素等；

3. 其他：钙剂、维生素D等。

第一节　钙剂和维生素D

维生素D及其活性代谢物骨化三醇、阿法骨化醇与肠壁细胞内受体结合，促进钙结合蛋白的合成，加速肠细胞钙转运而促进肠钙入血，纠正低血钙，缓解肌肉骨骼疼痛。

【葡萄糖酸钙】

葡萄糖酸钙是补充钙剂的常用药物，临床上用于钙缺乏症、过敏性疾病等。在补钙过程中应注意：补钙与补维生素D应同时进行；宜睡前和清晨服用；避免与蔬菜、水果、脂肪性食物同时服用；钙剂与降钙素同期服用，抑制骨钙溶出，促进钙的沉积。

【阿法骨化醇】

阿法骨化醇即1α-OH-D_3，一方面可促进小肠与肾小管吸收钙，另一方面抑制甲状旁腺增生，减少甲状旁腺激素的合成与释放，抑制骨吸收；同时促进胶原和骨基质蛋白的合成。临床用于治疗佝偻病、软骨病、肾性骨病、骨质疏松、甲状旁腺功能减退症等疾病。

第二节　双磷酸盐类

磷酸钙是骨盐的重要组成部分，双磷酸盐与骨骼表面的羟磷灰石结合，可抑制磷酸钙晶体的聚集和溶解，降低破骨细胞的活性，抑制骨吸收。双磷酸盐类药物有依替膦酸二钠、氯屈膦酸二钠、帕米磷酸二钠、阿仑膦酸钠等。本类药物常见的不良反应是胃肠道反应，可采用坐位服药。

第三节　降钙素

降钙素是参与钙与骨代谢的一种多肽类激素，其作用主要有两个方面：

1. 降低血钙：直接抑制破骨细胞的活性，抑制骨钙溶出，同时抑制肠道、肾脏吸收钙，从而降低血钙；

2. 降低血磷：对抗甲状旁腺激素促进骨吸收的作用而抑制骨磷溶出，同时抑制肾小管重吸收磷，降低血磷；同时对骨痛有明显的镇痛作用。临床上主要用于治疗绝经后骨质疏松、老年骨质疏松以及骨代谢异常引起的骨痛。常用的是鱼降钙素（与降钙素受体的亲和力较强）的注射剂等，使用前需皮试。

第四节　雌激素受体调节剂

【雷洛昔芬】

雷洛昔芬是选择性雌激素受体调节剂，对骨代谢有激动作用，可保持骨量、增加骨矿盐密度；对子宫有抑制作用。临床用于预防绝经后妇女的骨质疏松症。

【依普黄酮】

依普黄酮为7-异丙氧基异黄酮，能增强雌激素对骨代谢的活性，可促进成骨细胞的增殖，减少破骨细胞的增殖与分化，增加降钙素的分泌，提高骨量。临床上用于改善原发性骨质疏松症的症状，提高骨密度。

第五十一章　调节水、电解质、酸碱平衡药与营养药

第一节　调节水、电解质平衡药

水和电解质是人体细胞进行正常代谢所必需的物质，其建立的稳态被打破也是多种疾病的病理基础。人体内常见的阳离子电解质包括钠、钾、钙、镁离子，其中钠、钙离子（游离态）主要在细胞外液，钾、镁离子主要在细胞内液。临床常见的水、电解质失衡包括失水、低钠血症、低钾血症、低镁血症、低钙血症。常用的药物有氯化钠、氯化钾、氯化钙、硫酸镁等。

【氯化钠】

钠离子决定细胞外液的渗透压并调节其容量，进一步影响血压；同时钠离子调节电解质和酸碱平衡，影响肌肉运动、心血管功能及能量代谢。血钠的正常范围是135~145mmol/L，水钠出入异常和多种疾病可引起高血钠或低血钠。氯化钠用于各种原因所致的低渗性等渗性和高渗性失水，用作注射剂的溶剂；浓氯化钠可用于水中毒及严

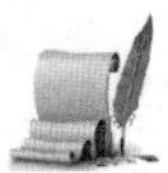

重的低钠血症。

【氯化钾】

钾离子是细胞内液的主要阳离子，血钾的正常范围是3.5~5.5mmol/L，摄入或排泄异常、多种内科疾病均可影响血钾水平。心肌和神经肌肉对血钾的变化非常敏感，如血钾过高对心肌有抑制作用并使心脏停搏于舒张期，血钾过低对心肌有兴奋作用并使心脏停搏于收缩期。氯化钾用于防治低血钾症，治疗洋地黄中毒引起的心律失常。

【氯化钙】

钙离子是第二信使，参与多种生理病理过程，血钙的正常范围是2.2~2.75mmol/L，甲状旁腺功能异常、维生素代谢异常、肿瘤、肾功能异常等多种疾病可影响血钙水平。氯化钙（包括葡萄糖酸钙等）用于低血钙、高钾血症、高镁血症以及钙通道阻滞剂中毒、过敏性疾病等。

【硫酸镁】

镁离子是体内多种酶的辅助因子，参与糖、脂肪及蛋白质代谢；同时与其他离子共同维持神经肌肉的兴奋性。血镁的正常范围是0.75~1.25mmol/L，摄入与排泄异常或药物影响均可打破上述正常范围。硫酸镁用于低镁血症、子痫及子痫的前期治疗。

第二节　调节酸碱平衡药

人体酸碱度的正常范围是pH 7.31~7.39，多种疾病在其发生、发展过程中常会出现酸碱平衡失调，如因代谢引起称为代谢性酸中毒或碱中毒，如因呼吸引起称为呼吸性酸中毒或碱中毒。治疗酸中毒的药物为弱碱性药物，如碳酸氢钠、乳酸钠等；治疗碱中毒的药物为弱酸性药物，如氯化铵、氯化钠、盐酸精氨酸等。

【碳酸氢钠】

碳酸氢钠是临床上最常用的碱性药，能直接增加人体的碱储备，可使血浆中碳酸氢根离子增加，中和氢离子，产生二氧化碳从肺排出，纠正代谢性酸中毒，同时碱化尿液，促进弱酸性药物的排泄。临床用于代谢性酸中毒，碱化尿液以预防尿酸性肾结石，降低磺胺类药物的肾毒性，中和胃酸而治疗消化道溃疡，巴比妥类、水杨酸类等弱酸性药物中毒时加速排泄。

【氯化铵】

氯化铵为酸性盐，酸化体液而纠正碱中毒，促进吗啡、哌替啶、普鲁卡因等弱碱性药物的排泄，提高青霉素、四环素等药物的疗效。氯化铵能增加血氨浓度，肝、肾功能不全者禁用。

第三节 营养药

营养物质是人体主要结构与能量来源，并维持人体正常代谢与健康的有机化合物，主要包括糖、脂肪、蛋白质（氨基酸）以及维生素等。

【葡萄糖】

葡萄糖为人体主要热能来源，每克葡萄糖可产生4卡（16.7焦耳）热能。临床用于补充能量与体液，治疗低血糖症、高血钾症、饥饿性酮症，高渗性注射液作为组织脱水剂，同时为注射药品的溶剂等。

【复方氨基酸】

氨基酸是含有氨基和羧基的一类有机化合物，为组成蛋白质的基本单位。部分氨基酸必须从外界获得，称为必需氨基酸，必需氨基酸是氨基酸制剂的主要组分。复方氨基酸可用于预防和治疗各种原因引起的肝性脑病，慢性或重症肝炎，以及肝胆外科手术前后使用。

第五十二章 眼科疾病用药

眼科疾病用药主要有抗菌药、抗病毒药、降低眼压药、扩瞳药、局麻药等。眼睛组织与血液之间有血眼屏障，故常采用局部用药。

第一节 抗眼部细菌感染药

眼部细菌感染引起的常见疾病有细菌性睑缘炎、细菌性结膜炎、细菌性眼内炎、衣原体引起的沙眼等。常用的抗菌药有左氧氟沙星、氯霉素等（包括喹诺酮类抗菌药、氨基苷类抗菌药、大环内酯类、利福平等）。

第二节 降低眼压药

人眼压正常值是1.73~3.19kPa（13~24mmHg），40岁以上的中老年人常见眼压升高，即为青光眼。人眼睫状肌产生房水，经瞳孔从后房流向前房，营养角膜和晶状体，当房

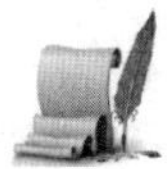

水生成过多或流出过少，其压力升高成为青光眼；升高的眼压压迫周围血管，血流量减少，组织缺血缺氧，最终导致失明。治疗青光眼的药物或抑制房水生成或促进房水外流，常用药物有β受体阻滞剂（卡替洛尔等）、前列腺素类似物（拉坦前列素等）、M受体兴奋药（毛果芸香碱等）、肾上腺素受体兴奋药（地匹福林等）。

第三节　抗眼部病毒感染药

眼部病毒感染性疾病有腺病毒引起的流行性角膜炎、微小核糖核酸病毒引起的急性出血性结膜炎、单纯疱疹病毒引起的结膜炎和角膜炎、巨细胞病毒引起的巨细胞病毒性视网膜炎。常见的抗眼部病毒感染药有阿昔洛韦、更昔洛韦、利巴韦林、碘苷等。

第四节　眼用局麻药

常见的眼用局麻药有丁卡因、奥布卡因，常用的局麻方法是表面麻醉、浸润麻醉和传导麻醉等。过敏反应较为少见，但用药前应皮试。

第五节　散瞳药

在检查眼底、验光配镜、眼科手术等过程中，需要使用散瞳药。常见的散瞳药有M受体阻滞药（阿托品、后马托品等）、α受体兴奋药（去氧肾上腺素）

第五十三章　耳鼻喉科疾病用药

通过咽鼓管将内耳和咽部相连，故内耳、鼻腔和咽喉部在疾病上相互影响。耳鼻喉科疾病用药主要包括消毒防腐药和减鼻充血药。

第一节　消毒防腐药

在外耳道炎和中耳炎的治疗过程中，需要使用消毒防腐药，包括硼酸、酚甘油、过氧化氢等。其中鼓膜穿孔后不能用酚甘油滴耳。

第二节　减鼻充血药

鼻塞是鼻部黏膜炎症常见的症状，是由鼻充血引起，通过兴奋α受体，使鼻甲中容量血管收缩而缓解鼻充血，常用药有0.5%麻黄碱、0.05%羟甲唑啉和0.1%赛洛唑啉等。

第五十四章　皮肤科疾病用药

皮肤科疾病主要包括感染性皮肤病、性传播疾病、变态反应性疾病、自身免疫性疾病等。除全身用药外，局部用药是治疗皮肤科疾病的常用治疗方法。

第一节　皮肤寄生虫感染治疗药

疥螨、虱引起的疥疮、虱病是皮肤科常见的寄生虫感染性疾病，常经直接接触或接触患者衣物而传染。局部使用林旦、克罗米通或硫黄是治疗皮肤寄生虫感染的常用药。同时与患者密切接触者均需接受治疗，患者的衣物与被褥清洗后再用热开水浸烫，充分暴晒。

第二节　痤疮治疗药

痤疮是青春期雄激素增多引起皮脂腺结构改变而使毛囊管堵塞、发炎（痤疮丙酸杆菌）所致，是青春期的正常现象。治疗的目的是减轻症状、避免形成瘢痕。轻、中度痤疮一般采用局部使用过氧苯甲酸、维A酸或阿达帕林等，中、重度痤疮可配合全身给药(包括抗生素、激素、异维A酸等)。

第三节　皮肤真菌感染治疗药

皮肤真菌感染包括浅部与深部真菌感染，浅部真菌感染主要包括皮肤癣菌病（手、足、体、股、甲、头等部位的癣病）、念珠菌病和花斑糠疹等。大多数浅部真菌感染可

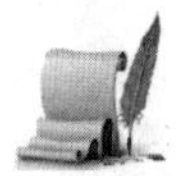

局部使用抗真菌药治疗，如咪唑类抗真菌药（克霉唑、益康唑、咪康唑、酮康唑、联苯苄唑等）、丙烯胺类抗真菌药（特比萘芬、萘替芬等）、吡啶酮类（环吡酮胺）以及水杨酸、苯甲酸、冰醋酸等。

第四节　外用糖皮质激素

外用糖皮质激素具有抗炎、抗过敏、缓解局部症状的作用；部分皮肤病病因不明、病程迁延、常反复发作，在症状消退后间断使用外用糖皮质激素，以巩固疗效、防止复发。常用的外用糖皮质激素有醋酸氢化可的松、醋酸地塞米松、醋酸曲安奈德、糠酸莫米松、卤米松等。

练习题（第十篇 其他类药物）

一、单选题

1. 治疗男性阴茎勃起障碍宜选用的药物是（　　）。

A. 己烯雌酚　　B. 他莫昔芬　　C. 西地那非　　D. 氯米芬

2. $t_{1/2}$较长的治疗阴茎勃起功能障碍的5型磷酸二酯酶抑制剂是（　　）。

A. 丙酸睾酮　　B. 西地那非　　C. 非那雄胺　　D. 他达拉非

3. 服用时必须保持坐位或立位，空腹服后30分钟内不宜进食的药物是（　　）。

A. 阿仑膦酸钠　　B. 雷洛昔芬　　C. 依降钙素　　D. 依普黄酮

4. 维持心肌和神经肌肉的正常应激性，可用于治疗强心苷中毒引起的心律失常的电解质是（　　）。

A. 氯化铵　　B. 氯化钙　　C. 氯化钾　　D. 硫酸镁

5. 苯巴比妥急性中毒时，可加速其在尿中排泄的药物是（　　）。

A. 硫酸镁　　B. 碳酸氢钠　　C. 氯化铵　　D. 生理盐水

6. 二磷酸果糖注射液禁用者是（　　）。

A. 高磷血症者　　B. 高镁血症者　　C. 高钾血症者　　D. 高钙血症者

7. 防治夜盲症的维生素是（　　）。

A. 维生素B_2　　B. 维生素C　　C. 维生素A　　D. 烟酸

8. 治疗单纯疱疹性角膜炎不宜选用的药品是（　　）。

A. 碘苷滴眼液　　B. 利巴韦林滴眼液

C. 四环素可的松滴眼液　　D. 更昔洛韦滴眼液

9. 毛果芸香碱临床用于（　　）。

A. 术后腹气胀 B. 青光眼 C. 有机磷中毒 D. 扩瞳验光

10. 治疗细菌性结膜炎宜选用（　　）。

A. 阿昔洛韦滴眼液　　B. 碘苷滴眼液

C. 毛果芸香碱滴眼液　　D. 左氧氟沙星滴眼液

11. 对消毒防腐药苯酚耐药的病原微生物是（　　）。

A. 真菌　　B. 病毒　　C. 球菌　　D. 杆菌

12. 运动员慎用的药品是（　　）。

A. 0.1%阿昔洛韦滴眼液　　B. 1%麻黄碱滴鼻液

C. 3%过氧化氢滴耳液　　D. 2%酚甘油滴耳液

13. 大剂量外用吸收后对神经系统产生毒性，可诱发癫痫的药品是（　　）。

A. 林旦乳膏　　B. 酮康唑乳膏　　C. 克罗米通乳膏　　D. 硫黄软膏

14. 可用于结节囊肿型痤疮的药品是（　　）。

A. 克霉唑　　B. 阿达帕林　　C. 异维A酸　　D. 过氧苯甲酸

15. 属于超强效的外用糖皮质激素是（　　）。

A. 曲安奈德　　B. 地塞米松　　C. 氟轻松　　D. 卤米松

二、多选题

1. 治疗弱酸性药物中毒，碱化尿液可选用的药物有（　　）。

A. 氯化铵　　B. 碳酸氢钠　　C. 乙酰唑胺　　D. 枸橼酸钠

2. 在低血钾或低血镁时服用，易引起尖端扭转型室性心律失常的药品有（　　）。

A. 奎尼丁　　B. 阿司咪唑　　C. 利培酮　　D. 西沙必利

参考答案

第一篇　药理学概论

第一章　绪论
一、单选题：1.C　2.D

第二章　药效学
一、单选题：1.A　2.C　3.A　4.B　5.B
二、多选题：1.ABCD　2.ABC　3.ABCD　4.ABCD　5.ABCD　6.ABD　7.ABC
8.ABCD

第三章　药动学
一、单选题：1.C　2A　3.A　4.C　5.B　6.C　7B　8.B　9.D　10.B　11.A　12.A
二、多选题：1.ABCD　2.ABCD　3.AB　4.ABCD　5.ACD　6.BCD　7.ABCD
8.ABCD　9.ABD　10.ABCD　11.ABCD

第四章　影响药物效应的因素　（无）

第二篇　作用于外周神经系统的药物

第五章　传出神经系统药理概论
一、单选题：1.D　2.B
二、多选题：1.ABD　2.ABC　3.ABC

第六章　拟胆碱药

第七章　有机磷酸酯类中毒及解救
一、单选题：1.A　2.B
二、多选题：1.ABD　2.ABCD　3.AB

第八章　抗胆碱药

一、单选题：1.A　2.C　3.C　4.B　5.C　6.D

二、多选题：1.ACD　2.ACD　3.ABC

第九章　拟肾上腺素药

一、单选题：1.B　2.C　3.A　4.B　5.A　6.C　7.B　8.D

二、多选题：1.ABC　2.ABCD　3.ABCD　4.AB　5.AD　6.ABD

第十章　抗肾上腺素药

一、多选题：1.ABCD　2.ABC　3.ABCD　4.ABCD　5.ABC　6.ABC

第十一章　局麻药

一、单选题：1.B　2.A　3.B　4.D

第三篇　作用于中枢神经系统的药物

第十二章　全麻药

一、多选题：1.ABC　3.ABCD　4.BCD　5.ABCD

第十三章　镇静催眠药

一、单选题：1.C　2.D　3.D　4.B　5.D　6.B　7.D　8.C　9.A　10.D

二、多选题：1.ABC　2.ABC　3.BCD　4.ABCD　5.ABC

第十四章　抗癫痫药与抗惊厥药

一、单选题：1.C　2.B　3.D　4.A　5.D　6.C

第十五章　抗精神失常药

一、单选题：1.D　2.A　3.B　4.A　5.B　6.D　7.B　8.C

二、多选题：1.ABCD　2.ABC　3.ABC　4.AB

第十六章　治疗中枢神经系统退行性疾病药

一、单选题：1.C　2.C　3.C　4.A　5.D

第十七章　镇痛药

一、单选题：1.C　2.C　3.B　4.D　5.D　6.C　7.A　8.B　9.C　10.B
二、多选题：1.ABCD　2.BCD　3.ABCD　4.ABC　5.ABCD

第十八章　解热镇痛抗炎药与抗痛风药
一、单选题：1.B　2.C　3.B　4.A　5.B　6.B　7.D　8.B　9.A　10.D
二、多选题：1.ABCD　2.ABCD　3.ABCD　4.ABCD　5.BCD　6.AB　7.ABCD
8.ABC

第十九章　中枢兴奋药　（无）

第四篇　影响自体活性物质的药物

第二十章　组胺及抗组胺药

第二十一章　其他影响自体活性物质的药物
一、多选题：1.ABCD　2.ABCD　3.ABCD

第五篇　内脏基础药
第二十二章　利尿药与脱水药
一、单选题：1.D　2.C　3.C　4.A　5.C　6.B　7.D　8.A　9.B　10.B
二、多选题：1.ABCD　2.ABCD　3.ACD　4.ABC　5.ABCD　6.AB　7.ABC　8.ABCD
9.ABC　10.AB

第二十三章　作用于肾素—血管紧张素系统的药物
一、单选题：1.C　2.D　3.B　4.A

第二十四章　作用于离子通道的药物
一、单选题：1.D　2.A　3.A　4.B　5.C
二、多选题：1.ABCD　2.ABCD　3.ABCD　4.AB　5.ABD

第六篇　作用于心血管系统的药物

第二十五章　抗高血压药
一、单选题：1.A　2.C　3.B　4.B　5.C　6.D　7.C　8.D　9.A　10.D

二、多选题：1.ABCD 2.AB 3.ABCD 4.AB 5.ABCD 6.ABD

第二十六章 抗心律失常药

一、单选题：1.B 2.B 3.C 4.A 5.C 6.A 7.C 8.B

二、多选题：1.ABC 2.AB 3.ABCD 4.ABCD 5.ABCD 6.ABC

第二十七章 治疗慢性心功能不全的药物

一、单选题：1.A 2.B 3.D 4.B 5.A 6.D 7.C 8.D 9.D 10.B

二、多选题：1.ABCD 2.ACD 3.ABCD 4.ABC 5.ABC 6.ABCD 7.ABCD 8.ABC 9.ABCD

第二十八章 抗心绞痛药

一、单选题：1.A 2.D 3.B 4.D 5.C 6.A

二、多选题：1.ABCD 2.AB 3.ABC 4.ABCD 5.ABC 6.AC 7.ABCD

第二十九章 抗动脉粥样硬化药

一、单选题：1.D 2.B 3.D 4.C

第七篇 内脏系统药

第三十章 血液系统药

一、单选题：1.C 2.B 3.C 4.D 5.A 6.D 7.A 8.D 9.B 10.A

二、多选题：1.ABD 2.ABCD 3.BCD 4.ABCD 5.AD 6.BCD

第三十一章 呼吸系统药

一、单选题：1.B 2.C 3.C 4.B 5.A 6.B 7.A 8.D 9.A 10.C

二、多选题：1.AB 2.ABCD 3.ABC 4.ABD 5.ABCD 6.ABC

第三十二章 消化系统药

一、单选题：1.D 2.B 3.D 4.A 5.B 6.C 7.A 8.C 9.A 10.D 11.B 12.D

二、多选题：1.BCD 2.ABC 3.ABD 4.ABCD 5.AB

第三十三章 子宫平滑肌兴奋药与抑制药

一、单选题：1.D 2.C 3.B 4.C 5.A

第八篇　内分泌系统药

第三十四章　肾上腺皮质激素类药

一、单选题：1.C　2.C　3.A　4.B　5.B　6.B　7.A　8.B　9.A　10.D

二、多选题：1.ABCD　2.ACD　3.BCD　4.ABCD　5.ABCD　6.ACD　7.ABC　8.ABC　9.AB

第三十五章　甲状腺激素与抗甲状腺药

一、单选题：1.C　2.A　3.D　4.A　5.B　6.C　7.A

第三十六章　降血糖药

一、单选题：1.A　2.C　3.B　4.D　5.B　6.D　7.C　8.A

第三十七章　性激素类药及避孕药

一、单选题：1.D　2.A　3.D　4.B　5.D　6.C

第九篇　化学治疗药

第三十八章　抗病原微生物药物概论

一、单选题：1.A　2.D　3.D

二、多选题：1.ABC　2.ABCD　3.ABCD　4.ABC　5.ABD　6.ABC　7.ABCD

第三十九章　人工合成抗菌药

一、单选题：1.D　2.A　3.C　4.B　5.C　6.A　7.B　8.C

二、多选题：1.ABCD　2.ABCD　3.BD　4.ABCD　5.BD　6.ABCD　7.CD

第四十章　β 内酰胺类抗生素

一、单选题：1.A　2.B　3.A　4.D　5.B　6.A　7.D　8.C　9.B　10.D　11.A　12.B　13.A

二、多选题：1.ABC　2.ABD　3.BC　4.ABC　5.ABCD　6.ABC　7.AD　8.ABC　9.ACD　10.BC　11.ABCD　12.ABD

第四十一章　大环内酯类、林可霉素类及多肽类抗生素

一、单选题：1.B　2.C　3.A　4.C　5.D　6.B　7.C　8.D

二、多选题：1.ABCD　2.ABCD　3.ABCD

第四十二章　氨基糖苷类抗生素

一、单选题：1.B　2.C　3.A　4.B　5.C　6.C　7.A　8.B　9.A　10.B

二、多选题：1.CD　2.BCD　3.ABCD　4.ABC　5.ABC　6.BCD

第四十三章　四环素与氯霉素类抗生素

一、单选题：1.C　2.C　3.A　4.B　5.D　6.D

二、多选题：1.BCD　2.ABD　3.ABC　4.ABCD　5.BCD　6.ABD

第四十四章　抗真菌药与抗病毒药

一、单选题：1.B　2.A　3.D　4.C　5.D　6.D　7.C　8.C　9.A　10.B

第四十五章　抗结核病药与抗麻风病药

一、单选题：1.A　2.B　3.D　4.B　5.C　6.C

二、多选题：1.ABCD　2.ABCD　3.ABCD　4.ABCD

第四十六章　抗寄生虫药

一、单选题：1.D　2.A　3.C　4.D　5.B　6.B　7.B　8.A　9.C

第四十七章　抗恶性肿瘤药

一、单选题：1.A　2.C　3.B　4.D　5.D　6.B　7.C　8.C　9.A　10.B　11.D　12.B　13.D　14.A　15.A　16.B

第十篇　其他类药物

第四十八章到第五十四章

一、单选题：1.C　2.D　3.A　4.C　5.B　6.A　7.C　8.C　9.B　10.D　11.B　12.B　13.A　14C　15.D

二、多选题：1.BCD　2.ABCD

参考文献

1. 孙建宁 主编. 药理学〔M〕. 北京：中国中医药出版社，2016（第4版）.

2. 吕圭源 主编. 药理学〔M〕. 北京：中国中医药出版社，2007（第2版）.

3. 杨宝峰 主编. 药理学〔M〕. 北京：人民卫生出版社，2013（第8版）.

4. 施建蓉，赵铁建 主编. 生理学〔M〕. 北京：中国中医药出版社，2016（第4版）.

5. 国家食品药品监督管理总局执业药师资格认证中心编写. 药学专业知识（二）〔M〕. 北京：中国医药科技出版社，2017（第7版）.

6. 国家执业药师资格考试研究组编写. 国家执业药师资格考试药学专业知识（二）历年真题解析与避错〔M〕. 北京：中国医药科技出版社，2016.

7. 陈华主编. 国家执业药师考试必背采分点 药学专业知识（二）〔M〕. 北京：中国中医药出版社，2016.

8. 医师资格考试指导用书专家编写组编写. 国家医师资格考试 医学综合指导用书〔M〕. 北京：人民卫生出版社，2016.